Schwangerschaft Kochbuch

Die 150 besten Rezepte für eine nährstoffreiche und gesunde Ernährung in der Schwangerschaft.

Für eine optimale Entwicklung Ihres Babys mit Genuss (inkl. Nährwertangaben)

2. Auflage

ISBN: 9798726886046

Inhaltsverzeichnis

„Essen für zwei“ – Was gibt es zu beachten?

Grundzüge einer ausgewogenen Ernährung in der Schwangerschaft

Lebensmittel, die Sie in der Schwangerschaft lieber meiden

Nebeneffekte in der Schwangerschaft – die bekannte Übelkeit und Sodbrennen

Zwischen „Ich bin schwanger, ich darf das.“ und „Gut für mich und mein Kind“

Hinweise zum Rezeptbuch

Frühstück

1. Amarant-Joghurt mit Himbeeren
2. Birchermüsli mit Obst und Nüssen
3. Haferbrei mit Honig und Beeren
4. Sommerfrühstück mit Erdbeeren und Hüttenkäse
5. Hafer-Mandel-Crunchies Grundrezept
6. Wildreismüsli Grundrezept
7. Kerniges Apfelmüsli Grundrezept
8. Müsli Muffins
9. Müslipfannkuchen mit Honig
10. Vegane Crêpes mit Erdbeeren
11. Bananen-Pancakes
12. Brötchen mit Rote-Bete-Frischkäse
13. Dinkelbrot mit Nuss-Nougat-Creme
14. Pilz-Omelett mit Vollkornbrot
15. Rührei mit Speck, Zwiebel und Rucola

Snacks für zwischendurch 33

16. Selbstgemachtes Studentenfutter 34
17. Früchte-Nuss-Müsliriegel 35
18. Gemüsesticks mit Kräuterdip 36
19. Gemüse-Chips mit Tomatendip 37
20. Gefüllte Feigen mit Haselnussquark 38
21. Ziegenkäsestulle 39
22. Schnitte mit Möhren-Fenchel-Nuss-Frischkäse 40
23. Avocado-Frischkäse-Brot 41
24. Puten-Schnitte 42
25. Gläsernes Schinken-Sandwich 43
26. Auberginen Bruschettas 44
27. Paprika-Kapern-Baguette 45
28. Champignons-Baguette 46
29. Hackbällchen mit Gurken-Gazpacho 47
30. Spinat-Wraps mit Linsen-Rotkohl-Füllung 48
31. Rote-Bete-Schnitzel mit Guacamole 49
32. Erdnusshähnchen mit Minze-Joghurt 50
33. Kalifornische Putenspieße mit Curry-Joghurt-Dip 51
34. Olivenkekse 52
35. Ingwerkekse 53
36. Walnussplätzchen 54
37. Mandeltaschen 55
38. Pistazien-Sesam-Streifen 56
39. Dattelkonfekt 57
40. Mandel-Kokos-Pralinen 58

Suppen ....

41. Röstpaprika-Suppe mit Schafskäse ....
42. Brokkoli-Erbsen-Suppe ....
43. Möhren-Quinoa-Suppe ....
44. Cremige Kürbissuppe mit Ingwer ....
45. Kartoffel-Erbsen-Süppchen mit gerösteten Kürbiskernen ....

Salate ....

46. Fenchel-Spargel-Salat mit Halloumi ....
47. Salat mit gebratenem Hähnchen ....
48. Grapefruit-Avocado-Salat ....
49. Gefüllte Champignons an Radicchio ....
50. Warmer Kartoffelsalat mit Apfel und Speck ....
51. Grünkohl-Minze-Taboulé ....
52. Zucchinisalat mit Cashewkernen ....
53. Kichererbsen-Schafskäse-Salat ....
54. Spinatsalat mit Roter Bete und Feigen ....
55. Wintersalat mit Kaki und Cranberrys ....
56. Caponata mit Vollkornbrot ....
57. Wildkräutersalat von Lupinenbohnen mit Heidelbeerdressir
....
58. Linsensalat mit Roter Bete und Rucola ....
59. Minze-Couscous-Salat mit Tomaten und Pinienkernen ....
60. Feldsalat mit gebratenen Champignons ....

Vegetarische Hauptgerichte ....

61. Gebratene Spaghetti mit Möhren und Zucchini ....

62. Zucchini-Puffer mit Dip 83
63. Schnelle Kartoffeln mit Quark 84
64. Gebratene Gnocchi mit Grünkohl 85
65. Risotto mit Birnenspalten 86
66. Tagliatelle mit Spinat-Walnuss-Pesto 87
67. Blumenkohl mit Kartoffelkruste 88
68. Polenta-Pizza mit Rucola und Tomaten 89
69. Vollkornreis-Gemüse-Pfanne..90
70. Butternut-Kürbis-Parmigiana 91
71. Klassische Ratatouille-Lasagne 92
72. Minikürbisse mit Sahne-Pilz-Füllung 93
73. Cremige Polenta mit Balsamico-Pilzen und Spinat.................94
74. Kürbis-Kartoffel-Auflauf 95
75. Pasta mit Rote-Linsen-Sauce 96
76. Pasta-Wirsing-Pfanne..97
77. Cremige Polenta mit Mangold..98
78. Topinambur-Tarte mit Möhren und Pastinaken.....................99
79. Nudel-Auberginen-Risotto 100
80. Rosenkohl-Möhren-Auflauf.. 101
81. Vollkornpizza aus der Pfanne 102
82. Gefüllte Paprika mit Falafel 103
83. Blumenkohl-Kokos-Curry 104
84. Bohnen-Tortilla 105
85. Fladenbrotpizza nach italienischer Art 106
86. Tofu-Sticks und Pak Choi mit Reis 107
87. Brokkoli-Kartoffel-Möhren-Auflauf......................................108
88. Linseneintopf mit Möhren und Topinambur 109

89. Kürbis-Zwiebel-Kuchen ....
90. Rosenkohl-Curry ....

Fisch als Hauptgericht

91. Bandnudeln mit Lachs-Spargel-Sauce ....
92. Kabeljau an Süßkartoffel-Curry ....
93. Zander auf Kartoffel-Gurken-Salat ....
94. Forellen-Möhren-Päckchen ....
95. Chili-Endivien-Pasta mit Garnelen ....
96. Schwertfisch mit Cashewnüssen und Gemüse ....
97. Seelachsfilets mit Limettensalsa ....
98. Mandelkrusten-Dorsch mit Apfel-Rahmwirsing ....
99. Heilbuttsteaks an Kräuterbutter ....
100. Zanderfilet mit Antipasti-Gemüse ....
101. Seelachsfilet mit Champignongemüse ....
102. Quinoa Bowl mit Lachs ....
103. Püree aus Topinambur an Gewürz-Zander ....
104. Schellfischfilet mit Orangensauce ....
105. Lachs an Schafskäse und Minze mit Zitronenkartoffeln .....

Fleisch als Hauptgericht

106. Hähnchen mit Zuckerschoten ....
107. Putenbrust-Paprika-Pilz-Pfanne ....
108. Gemüse-Hähnchenpfanne ....
109. Medaillons mit Chicorée und Mango ....
110. Gebratener Fenchel mit Hähnchen ....
111. Hühnerbrust an Möhren-Basmatireis ....

112. Hähnchen-Kartoffel-Paprika-Gratin 135
113. Putenbrust in Honig-Senf-Sauce 136
114. Hähnchen mit Mangold im Wok 137
115. Auflauf mit Rind und Kidneybohnen 138
116. Schweinefilet in einer Lauch-Kräuterseitling-Pfanne 139
117. Bandnudeln an Rinderrahmgulasch 140
118. Tortilla aus Kartoffeln und Zucchini mit Serrano-Schinken 141
119. Paniertes Schnitzel mit Champignons aus dem Ofen 142
120. Hähnchen-Radicchio-Wrap 143

Erfrischende Drinks 144

121. Hafer-Erdbeer-Chia-Smoothie 145
122. Erfrischender Minze-Ayran 146
123. Möhren-Birnen-Ananas-Cocktail 147
125. Ingwer-Pfirsich-Saftpüree 148
124. Rote-Bete-Ananas-Soda 149
126. Smoothie mit roten Beeren 150
127. Melonen-Ingwer-Sprudel 151
128. Bananen-Honig-Buttermilch 152
129. Mango-Honig-Lassi 153
130. Ingwer-Kiwi-Bananen-Smoothie 154

Desserts 155

131. Seidentofu-Schokoladen-Mousse mit Blaubeeren 156
132. Fruchtsaft-Waffeln mit Apfel 157
133. Grießauflauf mit Kirschen und Birnen 158
134. Bananenquark mit dreifarbigen Johannisbeeren 159

135. Schnelles Blaubeereissorbet
136. Bohnen-Mandel-Schokoladencreme
137. Hirse-Quark mit Vanille und Erdbeere
138. Passionsfruchtcreme mit Kokos
139. Schokoladencreme mit Chiasamen und Erdbeeren
140. Backfreier Möhrenkuchen mit Rosinen und Datteln
141. Blaubeeren an Honig-Zitronen-Quark
142. Französischer Obstauflauf
143. Heidelbeer-Avocado-Mousse mit Kokos und Vanille
144. Gebackene Bananen mit Mandeln
145. Schottisches Buttergebäck
146. Schwarzer Johannisbeerkuchen
147. Mascarponecreme mit Erdbeeren und Pinienkernen
148. Gegrillte Ananas mit Nussjoghurt
149. Hirse-Quarkcreme mit Apfel und Rosinen
150. Bananen-Schoko-Kokos-Eis

Schlusswort
Weitere Kochbücher von den Rezepte Profis
Rechtliches
Impressum

„Essen für zwei“ – Was gibt es zu beachten?

Erst einmal: Herzlichen Glückwunsch zur Schwangerschaft! Es ist eine spannende, aufregende und auch turbulente Zeit, in der Sie sich jetzt befinden.

Die Gefühle und Hormone fahren Achterbahn und es gibt unzählige Fragen zu klären und Vorbereitungen zu treffen. Gewiss haben Sie eigene Vorstellungen und Vorlieben wie Sie Ihre Schwangerschaft gestalten möchten, aber besonders die Ernährung sollte Ihre Aufmerksamkeit erhalten. Denn mit der richtigen Ernährung können Sie Ihr Kind optimal in seiner Entwicklung unterstützen und auf sein zukünftiges Leben vorbereiten. Sie tun sich auch selbst einen Gefallen damit und erleichtern sich den Umgang mit den neuen Herausforderungen und können die Veränderungen aktiv angehen.

Eine gesunde und ausgewogene Ernährung ist kein Zauberwerk. Das vorliegende Buch beinhaltet relevante Informationen speziell zur Ernährung in der Schwangerschaft. Durch die alltagstauglichen und facettenreichen Rezepte, die den besonderen Bedarf an Nährstoffen, Vitaminen und Mineralien für Ihr ungeborenes Kind und für Sie selbst berücksichtigen, sind Sie ausgerüstet, um die besondere Zeit so zu gestalten, wie Sie möchten.

Der Slogan „Essen für zwei“ ist zwar weit verbreitet, trifft aber nur teils zu - denn es kommt nicht auf die Menge an, sondern auf die Qualität. Arbeiten wir also lieber mit dem Slogan „Nicht doppelt so viel, sondern doppelt so gut“. Erst ab dem vierten Monat der Schwangerschaft ist ein erhöhter Energiebedarf gegeben und nur mit durchschnittlich 250 Kalorien bemessen. Diese sind mit einem extra Apfel oder einer Käseschnitte bereits aufgenommen.

Genießen Sie Ihre Schwangerschaft und verwöhnen Sie sich und ihr Baby mit wohlschmeckenden Gerichten - denn sich gesund zu ernähren bedeutet nicht immer Verzicht.

Die meisten Rezepte sind leicht in den Alltag zu integrieren, sodass Sie Zeit für das wirklich Wichtige haben – nämlich für Ihr Baby und auch für Sie selbst! Denn es gilt: Geht es der Mutter gut, geht es dem Baby gut.

Grundzüge einer ausgewogenen Ernährung in der Schwangerschaft

Das A und O einer gesunden Ernährung sind hochwertige Nährstoffe Vitamine. Allen voran steht hier Obst und Gemüse, das am besten fr zubereitet wird, dicht gefolgt von Vollkornprodukten, fettarmer Milch Milchprodukten, sowie fettarmen Fleisch. Abgerundet wird die ausgewog Ernährung durch fettreichen Seefisch und hochwertige pflanzliche Öle.

Die empfohlene Ernährung für Schwangere dreht sich vor allem um ausreichende Aufnahme von wichtigen Mineralstoffen, Vitaminen sowie Vermeidung von Infektionen durch Lebensmittel. Letzteres lässt sich rel übersichtlich darstellen und ist vor allem mit dem Gebot „Keine tierisc Lebensmittel roh verzehren." auf den Punkt gebracht. Ersteres erfordert sc etwas mehr Geschick und kann einen ganz schön entmutigen, aber das mus nicht!

Als wichtige Mineralstoffe in der Schwangerschaft – aber auch darüber hin – werden vor allem Jod, Eisen, Kalzium, Phosphor und Zink gezählt. Die L geht dann weiter mit relevanten Vitaminen, die sich hinter Buchstaben Zahlen verstecken (Vitamin A, B1 bis zu B12 und weitere) oder sich Ihnen ihren wissenschaftlichen Namen zeigen wie Retinol, ß-Carotin oder F (Folsäure). So abstrakt diese Begriffe auch sein mögen, begegnen wir ih tagtäglich und nehmen sie durch unsere Nahrung auf - auch ganz unbewus

Diese Empfehlungen können zum Glück konkret in Lebensmittel übers werden: So wird Jod vor allem durch Fisch aufgenommen, wie z.B. Kabeljau Schellfisch oder auch durch Feldsalat und Champignons. Folat (Vitamin B9), auch als Schwangerschaftsvitamin bekannt ist, ist vor allem in Sojapros Fenchel, Brokkoli, Rosenkohl oder auch in Hühnereiern vorhanden. Eisen für Blutbildung finden wir hingegen im hohen Maß in rotem Fleisch, wie Rinderfleisch, oder auch in Spinat. Es lassen sich seitenweise Tabellen ü diese Thematik anfertigen. Für Sie ist es vor allem wichtig, sich ausgewogen abwechslungsreich zu ernähren - also viel Obst und Gemüse sowie Nüsse Samen zu sich zu nehmen.

Weiter geht es damit, die Flanken der Ernährung mit Ballaststoffen zu sichern. Sie beeinflussen die Verdauung und den Stoffwechsel positiv. Hier stehen Lebensmittel wie Amarant, Haferflocken, Dinkel und auch Müsli im Fokus.

Die aufgeführten Rezepte versuchen die Bandbreite der Nährstofflieferanten abzudecken. Also legen Sie einfach los und probieren Sie diese aus!

Nichtsdestotrotz kann es sein, dass es sinnvoll ist, Nahrungsergänzungsmittel einzunehmen. Diese ersetzen aber keine ausgewogene Ernährung und sollten in einer Schwangerschaft auch nicht ohne ärztlichen Rat angegangen werden. Alle Fragen, auch bezüglich der Ernährung, können Sie mit Ihrer Frauenärztin oder Ihrem Frauenarzt besprechen!

Tipp: Nehmen Sie sich Zeit für Ihre Mahlzeiten und lassen Sie nach Möglichkeit keine ausfallen. Ihr Körper leistet Großes und benötigt die Energie - ebenso wie Ihr Baby. Ein Tabu in der Schwangerschaft sind demnach Diäten. Wenn Sie die Zunahme von unnötigen Pfunden vermeiden möchten, achten Sie auf eine ballaststoffreiche und fettarme Ernährung, denn Heißhungerattacken sind vor allem das Resultat von Nährstoffmangel. Wenn Sie also eine kontinuierliche Nährstoffversorgung ermöglichen, können Sie den Heißhungerattacken Einhalt gebieten. Es bietet sich beispielsweise an, dass Sie immer etwas Obst oder Gemüse für zwischendurch in der Tasche haben.

Lebensmittel, die Sie in der Schwangerschaft lieber meiden

Das Beste für Ihr Baby geht manchmal mit Verzicht einher, denn ei (tierische) Lebensmittel haben ein erhöhtes Risiko für Infektionen. Für ei gesunden Menschen stellen solche Infektionen, wie z.B. Listeriose c Toxoplasmose, selten bis gar kein Problem dar, aber für eine werdende Mu und ihr Baby können sie zu fatalen Folgen führen.

Um also das Risiko einzugrenzen, sind folgende Lebensmittel für kommenden Monate zu meiden:

- rohes oder nicht durchgebratenes Fleisch, wie z.B. Mett wie Hackep (Schwein) oder auch Tartar sowie Carpaccio (Rind)
- Rohwurst, wie z.B. Teewurst, Mettwurst, Salami und Schinken
- roher Fisch und Meerestiere
- Räucherfisch
- rohe Eier und daraus hergestellte Speisen
- Rohmilchprodukte
- Weichkäse, wie z.B. Camembert, Brie sowie aus wärmebehande Milch hergestellter Käse

Tipp: Waschen Sie Obst oder Gemüse immer gründlich ab, bevor Sie verzehren, denn auch hier können die infektiösen Bakterien auftreten. W Sie ganz sicher sein wollen, können Sie das Obst und Gemüse auch mit Na waschen oder auch einfach schälen - nur sind die Nährstoffe häufig direkt u der Schale versteckt.

Ebenfalls gibt es Fischsorten, die möglicherweise Schadstoff belastet s Hierzu zählen große Seefische wie Thunfisch, Rotbarsch, Steinbeißer, Bo und Haifisch. Trotz allem sollten Sie auf regelmäßigen Verzehr (gerne z Portionen wöchentlich) von Fisch, wie z.B. Lachs, Zander oder Kabeljau, ach denn so stellen Sie die Versorgung von mehrfach gesättigten Fettsäuren, Omega-3 und Selen sicher.

An dieser Stelle sei auch erwähnt, dass der Genuss von Alkohol sowie Rauchens jeder Art zu jedem Zeitpunkt der Schwangerschaft und auch währ der Stillzeit unterlassen werden sollte. Es existiert kein Zeitfenster oder e risikolose Menge, die ohne Beeinträchtigungen für das Kind einhergehen. Selbst Räume in denen geraucht wird oder wurde, sollten von Schwangeren gemieden werden.

Aber Koffein ist erlaubt, wenn auch in Maßen. Nach aktuellen Studienlagen sind bis zu drei Tassen Kaffee pro Tag unbedenklich für das Kind. In dieser Faustregel ist auch der Konsum von anderen koffeinhaltigen Getränken, wie z.B. von Cola, schwarzem oder grünem Tee, eingeschlossen.

Ansonsten ist eine weitere Faustformel: „Alles in Maßen“. Denn verschiedene Kräuter, wie auch Petersilie oder Koriander, oder Gewürze, wie z.B. Kardamom und Zimt, können ungewollte Prozesse Ihrer Schwangerschaft begünstigen, indem sie z.B. wehenfördernd wirken. Aber keine Sorge: Damit die Kräuter oder Gewürze eine nicht beabsichtigte Wirkung auf Ihre Schwangerschaft haben, müsste eine ungewöhnlich hohe Dosis konsumiert werden. Behalten Sie dies einfach im Hinterkopf, aber machen Sie sich nicht verrückt - natürlich können Sie das Gewürz auch einfach weglassen.

Nebeneffekte in der Schwangerschaft – die bekannte Übelkeit und Sodbrennen

Neben den Heißhungerattacken ist die Morgenübelkeit wahrscheinlich e weitere bekannte Begleiterscheinung. Auch das Sodbrennen ist u Schwangeren weitverbreitet, wenn auch eher zum Ende der Schwangersch Es lässt sich zwar plausibel durch das Wachstum und der Größe des Ba erklären, aber belastend ist es dennoch.

Im gewissen Maße hilft die Zuversicht, dass beides mit Ende Schwangerschaft wieder passé ist – aber es gibt auch ein paar kle Zaubertricks, um den Unannehmlichkeiten Herrin zu werden:

1. Es kann helfen noch vor dem Aufstehen eine Kleinigkeit, wie Knäckebrot, Zwieback oder Kekse aus Vollkornmehl zu essen, um Kreislauf und den Blutzuckerspiegel zu stabilisieren.
2. Halten Sie Ihren Blutzuckerspiegel konstant auf einem Level schonen Sie Ihren Magen, indem Sie mehrere kleine Mahlzeiten ü den Tag verteilt zu sich nehmen.
3. Fettige, scharfe und stark gewürzte Gerichte begünstigen Übelke und Sodbrennen, denn sie reizen den Magen und führen so zu ei verstärkten Produktion von Magensäure – vermeiden Sie diese also
4. Es kann auch helfen auf kohlensäurehaltige Getränke, Kaf Fruchtsäfte und Süßigkeiten zu verzichten.
5. Wenn Verzicht nicht unbedingt Ihre erste Wahl ist, kann Ingwer Beruhigungsmittel für den Magen wohltuend wirken.
6. Falls keine Besserung eintritt, besprechen Sie die Problematik mit Ih Frauenärztin oder Ihrem Frauenarzt.

Insgesamt findet ein hormonelles Feuerwerk in Ihrem Körper statt und das unter anderem auch für die Übelkeit und das Sodbrennen verantwortlich. Da können diese Beschwerden sehr hartnäckig sein.

Die oben genannten Punkte dienen nur der Orientierung, denn j Schwangerschaft ist individuell. Finden Sie also Ihr persönliches Heilm heraus!

Zwischen „Ich bin schwanger, ich darf das.“ und „Gut für mich und mein Kind“

Der Spruch „Ich bin schwanger, ich darf das.“ dürfte allgemein bekannt sein. Zu weiten Teilen stimmt das ganz bestimmt, allerdings trifft das eher weniger auf die Ernährung zu.

Eine mittlerweile weit verbreitete Erkrankung während der Schwangerschaft ist der Schwangerschaftsdiabetes (Zuckerkrankheit). Diese birgt ein Risiko für Mutter und Kind. In Deutschland ist es Standard geworden, dass jede schwangere Frau zwischen der 23. und 28. Schwangerschaftswoche den sogenannten Zuckertest macht, sodass der Diabetes frühzeitig erkannt und in Angriff genommen werden kann.

Warum der Diabetes vor allem in der Schwangerschaft ein erhöhtes Risiko darstellt, ist noch nicht ausreichend geklärt, aber hat vor allem mit dem hormonellen Umbau des weiblichen Körpers hinsichtlich der erfolgreichen Versorgung des Kindes zu tun. Insgesamt spielen verschiedene Prozesse eine Rolle, aber der Hauptpunkt ist, ein zu hoher Blutzuckerspiegel schadet Ihnen und Ihrem Kind dramatisch. Zum einen steigt für Sie und das ungeborene Kind das Risiko an Diabetes auch nach der Schwangerschaft zu erkranken und zum anderen wird bereits während der Schwangerschaft der Stoffwechsel des Babys programmiert und nachhaltig durch Ihre Ernährung beeinflusst.

Bei dem Schwangerschaftsdiabetes geht es nicht nur um die Reduzierung des offensichtlichen Zuckers, der in Süßigkeiten oder gesüßten Getränken vorkommt, sondern auch um versteckten Zucker, den wir in den Produkten nicht unbedingt erwarten würden. Hier sind vor allem Fertiggerichte, wie z.B. Tiefkühlpizza, zu nennen oder auch herzhafte Soßen und Aufstriche.

Tipp: Ebenfalls sind natürliche Süßstoffe wie Honig oder Fruchtzucker, wie z.B. Birnensüße, mit Vorsicht zu genießen, denn auch diese erhöhen den Blutzuckerspiegel. Auch Fruchtsäfte bergen ein Risiko, denn der entsprechende Fruchtzuckergehalt ist schnell mit ein bisschen Apfelsaft aufgenommen.

Auf jeden Fall können Sie Ihre Ernährungsweise durch einen kleinen Spaziergang nach Ihrer Mahlzeit unterstützen – Bewegung ist generell, aber vor allem in der Schwangerschaft, eine gute Idee.

Hinweise zum Rezeptbuch

Die Handhabung des Buches ist relativ offensichtlich. Je nachdem welche von Mahlzeit Sie zubereiten wollen, schauen Sie in der jeweiligen Rubrik n einem passenden Rezept und lassen sich inspirieren oder suchen anhand Überschriften gezielt nach dem Lebensmittel, auf das Sie gerade Appetit hal

Vielleicht haben Sie schon gemerkt, dass Ihr Geruchs- und Geschmackssinn verändert hat und Ihr ehemaliges Lieblingsgericht auf den letzten Platz Charts gerutscht ist. Seien Sie also ruhig offen und probieren mal etwas Ne aus.

Es ist empfehlenswert zuallererst das Rezept zu lesen, bevor Sie sich an Arbeit machen. Das erspart Zeit und Versäumnisse bei der Zubereitung, d einige Zutaten erfreuen sich an einer Vorbereitung am Vorabend. Das trifft allem auf Rezepte beim Frühstück zu. Sie können sich auch Vorräte an M oder Keksen anschaffen, indem Sie ganz einfach die Mengenangaben anpas

Es ist ebenfalls zu empfehlen ökologische Lebensmittel, also z.B. Bio-Produ zu verwenden, um die Schadstoffbelastung für Sie selbst und für Ihr Bab gering wie möglich zu halten.

Wenn Sie rohe tierische Produkte, wie z.B. Fisch oder Fleisch, zubereiten, sol Sie darauf achten, immer separate Messer oder Schneidebretter zu verwen Waschen Sie sich nach der Zubereitung auch gründlich die Hände, um Infektionsrisiko so gering wie möglich zu halten.

Verwenden Sie gerne frischen Pfeffer aus der Mühle zum Würzen der Geric - einfach nur, weil es besser schmeckt.

Die erfrischenden Drinks sind auch für Alternativen des ersten Frühst geeignet, um den Kreislauf und Stoffwechsel morgens anzukurbeln. Währ des Vormittags kann dann ein weiteres Frühstück eingenommen werden – eignet sich sehr gut für Frauen mit Schwangerschaftsdiabetes. D Vorgehensweise kann aber auch bei der morgendlichen Übelkeit helfen.

Eine letzte Anmerkung, bevor es dann auch endlich mit den Rezepten losg Es mag verwunderlich erscheinen, dass die Rezepte ohne Bilder ausgesta sind. Aber es geht nicht darum wie das Gericht aussehen könnte, sonc vielmehr darum, Sie zu inspirieren und etwas anzuleiten, damit Sie sich selbst und Ihrem Baby eine Wohltat gönnen. Ein Rezept ohne Bild lässt Freiräume der Gestaltung und fokussiert auf das Wesentliche. Tatsächlich sind hochwertige Bilder von Gerichten auch sehr aufwändig und vor allem sehr kostspielig im Druck, was sich stark auf den Preis des Buches niederschlagen würde. Die meisten Kunden sind jedoch nicht bereit, für ein Kochbuch so viel Geld zu bezahlen. Damit jeder trotzdem die tollen Rezepte für sich entdecken kann, haben wir daher auf teure Fotos verzichtet und können das Buch deutlich günstiger anbieten.

Nachfolgend finden Sie 150 leckere, nährstoffreiche Rezepte für jeden Geschmack, inklusive Nährwertangaben.

Wir wünschen guten Appetit!

Frühstück

1. Amarant-Joghurt mit Himbeeren

Zutaten für 2 Portionen:

- 250 g Sojajoghurt
- 2 EL Agavendicksaft
- 40 g gepufften Amarant
- 200 g Himbeeren
- 2 EL Kokosflocken

Nährwertangaben pro Portion:

- Kalorien: 585 kcal
- Kohlenhydrate: 53,6 g
- Fett: 29,1 g
- Eiweiß: 19,9 g

Zubereitungszeit: ca. 10 Minuten

Zubereitung:

1. Den Sojajoghurt mit dem Agavendicksaft vermengen und anschließend den Amarant unterheben.
2. Die Himbeeren waschen, verlesen und abtropfen lassen. Die Kokosflocken ohne Fett in einer Pfanne für wenige Minuten anrösten, bis sie sich verfärben.
3. Die Himbeeren abwechselnd mit dem Amarant-Joghurt in zwei Gläsern schichten und mit den gerösteten Kokosflocken garnieren.

2. Birchermüsli mit Obst und Nüssen

Zutaten für 2 Portionen:

- 6 EL kernige Haferflocken
- 1 EL Sultaninen
- 125 ml Apfelsaft
- 30 g Haselnusskerne
- ½ Zitrone
- 2 Äpfel
- 100 g helle, kernlose Weintrauben
- 50 g Himbeeren
- 75 g Blaubeeren
- 250 g fettarmer Joghurt

Nährwertangaben pro Portion:

- Kalorien: 523 kcal
- Kohlenhydrate: 80 g
- Fett: 14 g
- Eiweiß: 15 g

Zubereitungszeit: ca. 25 Minuten

Zubereitung:

1. Die Haferflocken mit den Sultaninen mischen und den Apfel unterrühren. Für 20 Minuten quellen lassen.
2. Die Haselnusskerne grob hacken. Die Zitronenhälfte auspressen und Saft auffangen. Die Äpfel waschen, vierteln, entkernen und grob rasp Die Raspeln mit dem Zitronensaft mischen.
3. Die Weintrauben waschen und der Länge nach halbieren. Die Bee waschen und verlesen.
4. Die Raspeln, Trauben, Beeren und gehackten Nüsse mit dem Jogh verrühren. Anschließend unter die eingeweichte Haferflockenmisch heben.
5. Das Müsli auf Schälchen verteilen und genießen.

3. Haferbrei mit Honig und Beeren

Zutaten für 2 Portionen:

- 300 ml fettarme Milch
- 100 g feine Haferflocken
- 1 EL flüssiger Honig
- 150 g frische Himbeeren
- 150 g frische Erdbeeren

Nährwertangaben pro Portion:

- Kalorien: 339 kcal
- Kohlenhydrate: 48,3 g
- Fett: 9,2 g
- Eiweiß: 13,3 g

Zubereitungszeit: ca. 10 Minuten

Zubereitung:

4. Die Milch vorsichtig zum Kochen bringen.
5. Die Haferflocken sowie den Honig unterrühren und für ca. 5 Minuten köcheln lassen. Im Anschluss wenige Minuten quellen lassen.
6. Währenddessen die Beeren waschen, verlesen und abtropfen lassen. Nach Belieben klein schneiden.
7. Den Milchbrei in zwei Schälchen füllen, mit den Beeren garnieren und genießen.

4. Sommerfrühstück mit Erdbeeren und Hüttenkäse

Zutaten für 2 Portionen:

- 2 EL Butter
- 40 g kernige Haferflocken
- 2 EL Zucker
- 200 g Erdbeeren
- 200 g Hüttenkäse

Nährwertangaben pro Portion:

- Kalorien: 265 kcal
- Kohlenhydrate: 25 g
- Fett: 10 g
- Eiweiß: 15 g

Zubereitungszeit: ca. 15 Minuten

Zubereitung:

1. Die Butter in einer Pfanne zerlassen. Haferflocken mit dem Zuc verrühren und in der warmen Butter unter ständigem Rühren hellbr rösten. Auf einen Teller geben und abkühlen lassen.
2. Die Erdbeeren waschen, putzen und vierteln. Den Hüttenkäse mit Haferflocken mischen.
3. Auf zwei Schälchen verteilen, mit den Erdbeeren bestreuen und genieß

5. Hafer-Mandel-Crunchies Grundrezept

Zutaten für 2 Portionen:

- 15 g Mandelkerne
- 50 g kernige Haferflocken
- ½ TL Zimt
- 1 Prise Jodsalz
- 10 ml Honig, flüssig
- 10 ml Ahornsirup
- ½ EL Rapsöl
- 10 g getrocknete Kirschen

Nährwertangaben pro Portion:

- Kalorien: 196 kcal
- Kohlenhydrate: 26 g
- Fett: 7 g
- Eiweiß: 5 g

Zubereitungszeit: ca. 85 Minuten (inkl. 1 Stunde Backzeit)

Zubereitung:

1. Den Ofen auf 125°C Ober-/Unterhitze vorheizen.
2. Die Mandeln hacken und mit Haferflocken, Zimt und Salz in einer Schüssel vermengen. In einem Topf den Honig, Ahornsirup und das Öl unter Rühren zum Kochen bringen. Die Flüssigkeit vorsichtig unter die Flockenmischung heben.
3. Auf einem Backblech mit Backpapier die Flockenmischung gleichmäßig verteilen und bei 125°C für eine gute Stunde backen. Die Masse hin und wieder vorsichtig wenden.
4. Das Backblech aus dem Ofen nehmen und vollständig abkühlen lassen. Anschließend die Crunchies mit den Kirschen mischen.
5. Tipp: Erhöhen Sie die Menge der Zutaten gleichmäßig, dann können die Crunchies in einem luftdicht verschließbaren Glas gefüllt bis zu drei Wochen gelagert werden können.

6. Wildreismüsli Grundrezept

Zutaten für 2 Portionen:

- 25 g Wildreis
- ½ TL Butter für die Form
- 16 g getrocknete Aprikosen
- 16 g getrocknete Cranberrys
- 5 EL Perlgraupen
- 3 EL kernige Haferflocken
- 3 EL Bulgur
- 1 TL Ahornsirup
- 1,2 l Wasser
- 1 Prise Jodsalz

Nährwertangaben pro Portion:

- Kalorien: 175 kcal
- Kohlenhydrate: 34 g
- Fett: 2 g
- Eiweiß: 4 g

Zubereitungszeit: ca. 120 Minuten (inkl. 100 Minuten Koch- und Backzeit)

Zubereitung:

1. Den Ofen auf 180°C Ober-/Unterhitze vorheizen.
2. Den Wildreis in 500 ml Wasser zum Kochen bringen und 20 Minu köcheln lassen. Anschließend in einem Sieb abgießen.
3. Eine Auflaufform ausbuttern. Die Aprikosen hacken und mit den ande Zutaten sowie dem Reis in die Auflaufform geben. 1,2 l Wasser dazuge und alles miteinander mischen.
4. Die Auflaufform mit Alufolie abdecken und im Backofen bei 180°C ca Minuten garen. Zwischendurch umrühren.
5. Das Müsli anschließend vollständig auskühlen lassen. Die gewünsc Portion in etwas Milch unter Rühren erhitzen und nach Belieben frischen Beeren oder Obst servieren.
6. Tipp: Erhöhen Sie die Menge der Zutaten gleichmäßig, dann kann restliche Wildreismüsli verschlossen im Kühlschrank bis zu 5 Ta aufbewahrt werden.

7. Kerniges Apfelmüsli Grundrezept

Zutaten für 2 Portionen:

- 18 g Haselnusskerne
- 15 g Sonnenblumenkerne
- 10 g Kürbiskerne
- 25 g Buchweizenflocken
- 25 g Reisflocken
- 25 g Hirseflocken
- 25 g getrocknete Äpfel
- 25 g getrocknete, kernlose Datteln

Nährwertangaben pro Portion:

- Kalorien: 325 kcal
- Kohlenhydrate: 43,6 g
- Fett: 12 g
- Eiweiß: 9 g

Zubereitungszeit: ca. 20 Minuten

Zubereitung:

1. Die Haselnüsse grob hacken und zusammen mit den Sonnenblumenkernen und Kürbiskernen in einer Pfanne ohne Fett anrösten. In eine große Schüssel geben und abkühlen lassen.
2. Die Äpfel und Datteln grob hacken und zusammen mit den Flocken unter die Nuss-Kern-Mischung mischen.
3. Das Müsli zum Essen mit Milch oder Joghurt anrühren und mit frischem Obst nach Belieben verfeinern.
4. Tipp: Erhöhen Sie die Menge der Zutaten gleichmäßig, dann kann das Müsli in einem luftdicht verschließbaren Behälter aufbewahrt werden.

8. Müsli Muffins

Zutaten für 2 Portionen:

- 75 g Mehl
- 1 TL Backpulver
- 140 g ungesüßtes Müsli
- 60 g Rohrzucker
- 1 Ei
- 125 ml Buttermilch
- 3 EL Sonnenblumenöl

Nährwertangaben pro Portion:

- Kalorien: 734,5 kcal
- Kohlenhydrate: 102,3 g
- Fett: 27,3 g
- Eiweiß: 15,1 g

Zubereitungszeit: ca. 30 Minuten

Zubereitung:

1. Den Backofen auf 200°C Ober-/Unterhitze vorheizen. Zwölf Papierforr in die Vertiefungen eines Muffinbleches setzen.
2. Mehl und Backpulver in einer Schüssel vermengen. Müsli und Zu(zugeben und vermischen.
3. Die Eier in einer großen Schale leicht verquirlen, dann Buttermilch un(unterrühren. Die flüssigen Zutaten der Mehlmischung beifügen und verrühren. Den Teig in die Papierformen verteilen.
4. Etwa 20 Minuten backen, bis die Muffins aufgegangen und goldbraun s
5. Anschließend abkühlen lassen und genießen.

9. Müslipfannkuchen mit Honig

Zutaten für 2 Portionen:

- 75 g Mehl
- 1 TL Backpulver
- 1 Prise Jodsalz
- 125 ml fettarme Milch
- 1 Ei
- 1 EL Sonnenblumenöl
- 1 EL fettarmer Joghurt
- 75 g Müsli
- flüssiger Honig

Nährwertangaben pro Portion:

- Kalorien: 398 kcal
- Kohlenhydrate: 53,6 g
- Fett: 13,7 g
- Eiweiß: 12,4 g

Zubereitungszeit: ca. 30 Minuten

Zubereitung:

1. Das Mehl mit dem Backpulver vermengen. Mit Milch, Ei, Öl und Joghurt zu einem glatten Teig verrühren. Dann das Müsli unterheben und 8 Minuten ruhen lassen.
2. Eine Pfanne leicht einfetten und auf mittlerer Stufe erhitzen. Den Teig löffelweise in die Pfanne geben und backen, bis sich Blasen an der Oberseite bilden.
3. Die Pfannkuchen wenden und von der anderen Seite goldbraun backen. Die bereits fertigen Pfannkuchen auf einen Teller legen und warm stellen. Den übrigen Teig auf die gleiche Weise verarbeiten.
4. Honig über die Pfannkuchen träufeln, servieren und genießen.

10. Vegane Crêpes mit Erdbeeren

Zutaten für 2 Portionen:

- 120 g Dinkelvollkornmehl
- 200 ml Haferdrink
- etwas Kokosöl zum Braten
- 200 g frische Erdbeeren
- etwas Schokoladensauce

Nährwertangaben pro Portion:

- Kalorien: 496 kcal
- Kohlenhydrate: 54 g
- Fett: 25 g
- Eiweiß: 12 g

Zubereitungszeit: ca. 20 Minuten

Zubereitung:

1. Das Mehl mit dem Haferdrink vermengen und zu einem glatten verrühren. Den Teig für 10 Minuten im Kühlschrank ruhen lassen.
2. Währenddessen die Erdbeeren putzen und klein schneiden.
3. In einer Pfanne etwas Kokosöl zum Schmelzen bringen und den löffelweise in die Pfanne geben und durch Schwenken der Pfanne zu gro Crêpes formen. Beide Seiten für gut eine Minute bei mittlerer Hitze bra
4. Die fertigen Crêpes zusammenrollen, mit den Erdbeerstücken anrich mit der Schokoladensauce verzieren und genießen.

11. Bananen-Pancakes

Zutaten für 2 Portionen:

- 300 g Dinkelmehl Type 630
- 2 TL Backpulver
- 2-3 reife Bananen
- 250 ml Haferdrink
- Margarine

Nährwertangaben pro Portion:

- Kalorien: 721,4 kcal
- Kohlenhydrate: 133,1 g
- Fett: 11,7 g
- Eiweiß: 16,4 g

Zubereitungszeit: ca. 15 Minuten

Zubereitung:

1. Das Mehl mit dem Backpulver vermengen.
2. Auf einem Teller die Bananen mit einer Gabel fein zerdrücken. Das Bananenmus mit dem Haferdrink der Mehlmischung hinzufügen und zu einem glatten Teig verrühren.
3. In einer Pfanne Margarine oder Butter erwärmen und bevor sie vollständig geschmolzen ist, eine Kelle des Teiges hinzufügen. Bei mittlerer Hitze von beiden Seiten goldbraun backen.
4. Die Pancakes mit Marmelade oder Apfelmus genießen.

12. Brötchen mit Rote-Bete-Frischkäse

Zutaten für 2 Portionen:

- 1 EL Haselnusskerne
- 250 g Dinkelmehl Type 1050
- ½ Päckchen Trockenhefe
- 1 EL geschrotete Leinsamen
- 1 EL Sonnenblumenkerne
- 1 EL Rosinen
- 250 ml lauwarmes Wasser
- 150 g Rote Bete
- 1 Schalotte
- 100 g Doppelrahmfrischkäse
- Jodsalz, Pfeffer

Nährwertangaben pro Portion:

- Kalorien: 689,6 kcal
- Kohlenhydrate: 84,7 g
- Fett: 26,4 g
- Eiweiß: 23,5 g

Zubereitungszeit: ca. 105 Minuten (inkl. 50 Minuten Ruhe- und Backzeit)

Zubereitung:

1. Die Haselnusskerne grob hacken. Das Mehl mit der Backhefe vermisc und die Samen, Kerne und Rosinen unterheben. Dann mit dem Wa durchkneten. Anschließend das Salz hinzufügen und den Teig zugedeckt mindestens 30 Minuten gehen lassen.
2. Währenddessen die Rote Bete waschen, Strunk entfernen und mit kal Wasser in einem Topf zum Kochen bringen und für 45 Minuten köcheln
3. Aus dem Teig Brötchen formen und auf einem mit Backpapier ausgeleg Blech bei 220°C für 20 Minuten im Ofen knusprig backen.
4. Die Rote Bete abschrecken, schälen und würfeln. Die Schalotte abzie und hacken. Zusammen mit dem Frischkäse pürieren. Mit Salz und Pfe abschmecken.
5. Die Brötchen aufschneiden, mit dem Rote-Bete-Frischkäse bestreichen genießen.

13. Dinkelbrot mit Nuss-Nougat-Creme

Zutaten für 6 Portionen:

- 500 ml Sojadrink
- 2 EL Apfelessig
- 500 g Dinkelmehl Type 630
- 1 TL Natron
- 1 EL Olivenöl
- 2 EL geschrotete Leinsamen
- 450 g Haselnusskerne
- 4 EL Kokosöl
- 4 EL Backkakao
- 4 EL Agavendicksaft

Nährwertangaben pro Portion:

- Kalorien: 996,5 kcal
- Kohlenhydrate: 80,4 g
- Fett: 59,8 g
- Eiweiß: 27,0 g

Zubereitungszeit: ca. 105 Minuten (inkl. 75 Minuten Ruhe- und Backzeit)

Zubereitung:

1. Den Sojadrink mit dem Essig vermengen und 15 Minuten ziehen lassen. Währenddessen das Mehl und Natron vermischen und das Öl untermischen.
2. Den Soja-Essig langsam der Mehlmasse unterheben und mit einem Knethaken für 10 Minuten verrühren. Anschließend die Leinsamen und 50 g der Haselnüsse unterheben. Eine Kastenform einfetten, mit dem Teig füllen und zugedeckt für mindestens 30 Minuten gehen lassen.
3. Anschließend bei 180°C Ober-/Unterhitze backen lassen. Nach ca. 10 Minuten einen leichten Längsschnitt mit einem Messer in den Brotlaib machen und insgesamt für ca. 30 weitere Minuten backen.
4. Die restlichen Kerne auf ein Blech geben und bei 180°C im Ofen mitrösten. Anschießend abkühlen lassen. Die Nüsse grob mahlen.
5. In einem Topf das Kokosöl schmelzen. Zusammen mit dem Kakao, Agavendicksaft und den gemahlenen Nüssen mischen, bis die Masse cremig ist. Fertige Creme in ein sauberes Glas mit Schraubverschluss füllen. Im Kühlschrank hält es sich bis zu drei Wochen.

14. Pilz-Omelett mit Vollkornbrot

Zutaten für 2 Portionen:

- 150 g Austernpilze
- 150 g Champignons
- 1 Zwiebel
- 75 g Blattspinat
- 3 EL Olivenöl
- 6 Eier
- 2 EL Butter
- 2 Scheiben Vollkornbrot
- Jodsalz, Pfeffer

Nährwertangaben pro Portion:

- Kalorien: 476,9 kcal
- Kohlenhydrate: 22 g
- Fett: 17,8 g
- Eiweiß: 33,7 g

Zubereitungszeit: ca. 25 Minuten

Zubereitung:

1. Die Pilze säubern, putzen und halbieren. Die Zwiebel abziehen unc Scheiben schneiden. Den Spinat waschen und trocken schütteln.
2. In einer Pfanne das Öl erhitzen und die Pilze mit den Zwiebeln für 5 Minu braten. Mit Salz und Pfeffer würzen. Den Spinat hinzugeben. Sobalc einfällt, die Pfanne vom Herd nehmen.
3. Die Eier in einer Rührschüssel aufschlagen und mit Salz und Pfeffer wür Mit einer Gabel schaumig rühren.
4. In einer Pfanne etwas Butter schmelzen und darüber die Hälfte Eiermasse gießen und bei schwacher Hitze stocken lassen. Dan zugedeckt weitere 10 Minuten stocken lassen. Das Omelett ist fertig, sol die Unterseite leicht gebräunt ist und das zweite Omelett kann in Pfanne zubereitet werden.
5. Die Omelette auf Tellern anrichten, die Pilz-Spinat-Masse darauf vertei mit dem Vollkornbrot servieren und genießen.

15. Rührei mit Speck, Zwiebel und Rucola

Zutaten für 2 Portionen:

- 5 Eier
- 1 Zwiebel
- 125 ml Schlagsahne
- 5 Scheiben Speck
- 50 g Rucola
- Jodsalz, Pfeffer

Nährwertangaben pro Portion:

- Kalorien: 563,4 kcal
- Kohlenhydrate: 10,8 g
- Fett: 42,2 g
- Eiweiß: 30,7 g

Zubereitungszeit: ca. 15 Minuten

Zubereitung:

1. Die Zwiebel abziehen und würfeln.
2. Die Eier aufschlagen und mit der Schlagsahne verrühren, mit Salz und Pfeffer würzen.
3. In einer Pfanne das Öl erhitzen und den Speck beidseitig anbraten und beiseitestellen. Anschließend die Zwiebel glasig dünsten und mit dem Ei-Sahnegemisch ablöschen. Die Eiermasse stocken lassen und gelegentlich mit einem Holzlöffel grob rühren.
4. Währenddessen den Rucola waschen und trocken schütteln.
5. Das Rührei mit dem Speck und Rucola belegen und genießen.

Snacks für zwischendurch

16. Selbstgemachtes Studentenfutter

Zutaten für 10 Portionen:

- 35 g getrocknete Cranberrys
- 35 g getrocknete Gojibeeren
- 50 g getrocknete Mangostücke
- 50 g getrocknete Banane
- 50 g Kürbiskerne
- 50 g Cashewkerne
- 50 g Mandelkerne
- 50 g Walnusskerne
- 50 g Pekanusskerne

Nährwertangaben pro Portion:

- Kalorien: 216,8 kcal
- Kohlenhydrate: 14 g
- Fett: 14,6 g
- Eiweiß: 5,7 g

Zubereitungszeit: ca. 5 Minuten

Zubereitung:

1. Alle aufgeführten Zutaten in einer Schüssel miteinander vermengen.
2. Anschließend luftdicht in einem Schraubglas verschließen. Die Nussmischung hält sich einige Wochen.

17. Früchte-Nuss-Müsliriegel

Zutaten für 2 Portionen:

- 4 EL Butter
- 2 EL flüssiger Honig
- 1 EL Zucker
- 50 g Haselnusskerne
- 50 g Cranberrys
- 50 g getrocknete Bananen
- 100 g Haferflocken
- 100 g Puffreis

Nährwertangaben pro Portion:

- Kalorien: 785,7 kcal
- Kohlenhydrate: 101,3 g
- Fett: 33,1 g
- Eiweiß: 15,3 g

Zubereitungszeit: ca. 10 Minuten

Zubereitung:

1. Die Butter in einem Topf schmelzen lassen und den Honig und Zuc unterheben.
2. Die Haselnüsse und die Bananen grob hacken und mit den Cranberrys, Haferflocken und dem Puffreis in den Topf geben und zu einer homoge Masse verrühren.
3. Anschließend in einer Pfanne etwas Butter erwärmen und die Masse d verteilen.
4. Abkühlen lassen und in Streifen schneiden.

18. Gemüsesticks mit Kräuterdip

Zutaten für 2 Portionen:

- 2 Möhren
- ½ Salatgurke
- 1 rote Spitzpaprika
- 200 g Stangensellerie
- 150 g Naturjoghurt, 3,5 % Fett
- 150 g Magerquark
- 1 Bund Schnittlauch
- ½ Bund Blattpetersilie
- 1 TL Zitronensaft
- 1 TL flüssiger Honig
- Jodsalz, Pfeffer

Nährwertangaben pro Portion:

- Kalorien: 218 kcal
- Kohlenhydrate: 20,1 g
- Fett: 7,41 g
- Eiweiß: 15,9 g

Zubereitungszeit: ca. 10 Minuten

Zubereitung:

1. Die Möhren und Salatgurke waschen und bei Bedarf schälen. Die Paprika waschen und das Kerngehäuse entfernen. Den Stangensellerie putzen und waschen. Alle Gemüsesorten halbieren und längs in Streifen schneiden.
2. Den Joghurt mit dem Quark vermischen.
3. Die Kräuter waschen, trocken schütteln und fein hacken.
4. Die Kräuter unter den Dip mischen und mit Zitronensaft, Honig und Gewürzen abschmecken.
5. Die Gemüsesticks mit dem Kräuterdip genießen.

19. Gemüse-Chips mit Tomatendip

Zutaten für 2 Portionen:

- 100 g Kartoffel
- 100 g Möhren
- 100 g Rote Bete
- 100 g Pastinaken
- 4 EL Rapsöl
- 100 g griechischer Joghurt
- 4 EL Tomatenmark
- 1 EL Agavendicksaft
- 2 EL Apfelsaft
- Jodsalz

- **Nährwertangaben pro Portion:**
- Kalorien: 337,4 kcal
- Kohlenhydrate: 32,7 g
- Fett: 19,9 g
- Eiweiß:4,5 g

Zubereitungszeit: 60 Minuten (inkl. 30 Minuten Backzeit)

Zubereitung:

1. Den Backofen auf 200°C vorheizen.
2. Das Gemüse waschen, trockenreiben, schälen und in sehr dünne Schei schneiden. In einer Schale das Gemüse mit dem Öl vermischen.
3. Die Gemüsescheiben gleichmäßig auf zwei Backblechen mit Backpa auslegen und für 30 Minuten bei 200°C im Ofen knusprig backen.
4. Währenddessen den Joghurt mit dem Tomatenmark, Agavendicksaft Apfelsaft cremig rühren. Mit Salz abschmecken.
5. Die Chips abkühlen lassen und mit dem Dip genießen.

20. Gefüllte Feigen mit Haselnussquark

Zutaten für 2 Portionen:

- 4 reife Feigen
- 1 TL gemahlene Haselnusskerne
- 100 g Magerquark
- ½ Zitrone
- schwarzer Pfeffer

Nährwertangaben pro Portion:

- Kalorien: 143,5 kcal
- Kohlenhydrate: 9 g
- Fett: 8,7 g
- Eiweiß: 7,3 g

Zubereitungszeit: ca. 10 Minuten

Zubereitung:

1. Die Feigen waschen und trocken tupfen. Jeweils den Deckel abschneiden und das Fruchtfleisch mit einem Teelöffel vorsichtig herauslösen, ohne die Schale zu verletzen.
2. Das Fruchtfleisch der Feigen mit einer Gabel zerdrücken und die gemahlenen Nüsse unterrühren. Anschließend mit dem Quark vermengen.
3. Die Zitronenhälfte auspressen und den Saft mit der Quarkmasse und etwas Pfeffer abschmecken.
4. Zum Servieren die Quarkmasse in die Früchte füllen und die Deckel schräg aufsetzen und mit etwas gemahlenen Nüssen bestreuen.

21. Ziegenkäsestulle

Zutaten für 2 Portionen:

- 2 Blatt Radicchio
- ½ Apfel
- 2 Scheiben Vollkornbrot
- 2 EL Ziegenfrischkäse
- 1 TL flüssiger Honig

Nährwertangaben pro Portion:

- Kalorien: 332 kcal
- Kohlenhydrate: 53 g
- Fett: 7 g
- Eiweiß: 12 g

Zubereitungszeit: ca. 10 Minuten

Zubereitung:

1. Den Radicchio waschen, trocken schütteln und in Streifen schneiden. Apfel waschen, entkernen und in dünne Scheiben schneiden.
2. Das Vollkornbrot mit je ein bis zwei Esslöffeln Ziegenfrischkäse bestreich Eine Scheibe mit den Apfelspalten und Radicchio belegen und mit ein Teelöffel flüssigem Honig beträufeln. Mit der anderen Scheibe bedeck diagonal halbieren und genießen.

22. Schnitte mit Möhren-Fenchel-Nuss-Frischkäse

Zutaten für 2 Portionen:

- 6 Scheiben Vollkornbrot
- 100 g Möhren
- 100 g Fenchel
- 50 g Babyspinat
- 150 g Frischkäse
- ½ Kästchen Kresse
- 3 EL gemahlene Haselnusskerne
- 1 Spritzer Zitronensaft
- Jodsalz, Pfeffer
- Currypulver

Nährwertangaben pro Portion:

- Kalorien: 568 kcal
- Kohlenhydrate: 6,6 g
- Fett: 24 g
- Eiweiß: 22,4 g

Zubereitungszeit: 15 Minuten

Zubereitung:

1. Zunächst die Möhren waschen, schälen und fein reiben. Den Fenchel putzen, waschen und in kleine Würfel schneiden.
2. Die Möhren- und Fenchelstücke gut mit dem Frischkäse vermengen.
3. Die Kresse abschneiden und waschen. Zusammen mit den Haselnüssen unter den Frischkäse rühren. Mit Zitronensaft und den Gewürzen abschmecken.
4. Den Babyspinat gut putzen und trocken schütteln.
5. Die Vollkornbrote mit dem Frischkäseaufstrich bestreichen, mit dem Spinat bestreuen, servieren und genießen.

23. Avocado-Frischkäse-Brot

Zutaten für 2 Portionen:

- 2 Möhren
- 1 Avocado
- 2 EL Zitronensaft
- Jodsalz, Pfeffer
- 4 Scheiben Dinkelvollkornbrot
- 2 EL Frischkäse (13% Fett)
- ½ Salatgurke
- Rote Bete Sprossen

Nährwertangaben pro Portion:

- Kalorien: 550 kcal
- Kohlenhydrate: 41 g
- Fett: 36 g
- Eiweiß:13 g

Zubereitungszeit: ca. 15 Minuten

Zubereitung:

1. Die Möhren waschen, putzen und grob raspeln.
2. Die Avocado halbieren, entsteinen und das Fruchtfleisch mit einem klei Löffel herausholen und in einer Schüssel mit einer Gabel zerdrücken.
3. Den Zitronensaft mit den Möhrenraspeln unter das Avocadomus misch Mit Salz und Pfeffer abschmecken.
4. Die Brotscheiben nach Belieben kurz anrösten. Anschließend mit Frischk bestreichen.
5. Die Gurke waschen, bei Bedarf schälen und in Scheiben schneiden. Gurkenscheiben auf die mit Frischkäse bestrichenen Brotscheiben leger
6. Die Avocado-Mischung auf den Gurkenscheiben anrichten. Die Spros abspülen, trocken tupfen und die Brote damit garnieren. Anschließ servieren und genießen.

24. Puten-Schnitte

Zutaten für 2 Portionen:

- 2 EL Magerquark
- 1 TL Zitronensaft
- 1 TL mittelscharfen Senf
- Schnittlauch
- 2 Scheiben Vollkornbrot
- 100 g Putenbrustschinken
- ¼ Salatgurke
- Jodsalz, Pfeffer

Nährwertangaben pro Portion:

- Kalorien: 183 kcal
- Kohlenhydrate: 21,4 g
- Fett: 2,8 g
- Eiweiß: 16,9 g

Zubereitungszeit: ca. 5 Minuten

Zubereitung:

1. Den Quark mit dem Zitronensaft, dem Senf, Salz und Pfeffer verrühren. Den Schnittlauch waschen, trocken schütteln und dritteln. Die Gurke waschen und in Scheiben schneiden.
2. Die Brotscheiben mit dem Quark bestreichen, mit dem Schinken und den Gurken belegen, mit dem Schnittlauch garnieren und genießen.

25. Gläsernes Schinken-Sandwich

Zutaten für 2 Portionen:

- ½ rote Paprikaschote
- 1 Scheibe Pumpernickel
- 2 Scheiben Kochschinken
- 150 g Kräuterquark
- Gartenkresse

Nährwertangaben pro Portion:

- Kalorien: 277 kcal
- Kohlenhydrate: 18 g
- Fett: 12 g
- Eiweiß: 22 g

Zubereitungszeit: ca. 10 Minuten

Zubereitung:

1. Die Paprikaschote putzen und würfeln. Den Pumpernickel grob zerbrö und den Schinken würfeln.
2. Die Paprikawürfel mit dem Kräuterquark, Pumpernickel und Schin abwechselnd in einem Glas schichten und mit etwas abgeschnitte Gartenkresse bestreuen. Anschließend servieren und genießen.

26. Auberginen Bruschettas

Zutaten für 2 Portionen:

- 2 Auberginen
- 1 EL Olivenöl
- 2 Zweige Thymian
- 2 EL Zitrone
- ½ Knoblauchzehe
- 1 Bund Schnittlauch
- ½ Krustenbrot
- Jodsalz, Pfeffer

Nährwertangaben pro Portion:

- Kalorien: 212 kcal
- Kohlenhydrate: 32 g
- Fett: 5 g
- Eiweiß: 6 g

Zubereitungszeit: ca. 70 Minuten (inkl. 40 Minuten Backzeit)

Zubereitung:

1. Den Ofen auf 200°C Ober-/Unterhitze vorheizen.
2. Die Auberginen waschen, längs halbieren und das Fruchtfleisch mehrmals einritzen. Die Auberginenhälften sparsam mit Olivenöl einreiben und mit Salz und Pfeffer würzen. Anschließend auf einem Bachbleck verteilen.
3. Den Thymian abspülen, trocken schütteln und auf den Auberginenhälften verteilen.
4. Das Backblech mit den Auberginen in den Ofen geben und 40 Minuten garen.
5. Die Auberginen aus dem Ofen nehmen, den Thymian entfernen und mit einem Löffel das Fruchtfleisch aus den Schalen kratzen. Das Fruchtfleisch fein hacken und mit dem Zitronensaft, Salz und Pfeffer vermengen.
6. Den Knoblauch halbieren und die Brotscheiben mit den Knoblauchhälften einreiben.
7. In einer Pfanne ohne Öl die Brotscheiben von beiden Seiten knusprig anrösten. Anschließend mit dem Auberginenmus bestreichen und genießen.

27. Paprika-Kapern-Baguette

Zutaten für 2 Portionen:

- 200 g Baguette
- 2 EL Olivenöl
- 1 gelbe Paprikaschote
- 1 rote Paprikaschote
- 1 Zwiebel
- 1 TL Tomatenmark
- Jodsalz
- 1 Prise Zucker
- Chiliflocken
- 1 EL Kapern
- Basilikum

Nährwertangaben pro Portion:

- Kalorien: 256 kcal
- Kohlenhydrate: 36 g
- Fett: 7 g
- Eiweiß: 7 g

Zubereitungszeit: ca. 30 Minuten

Zubereitung:

1. Den Ofen auf 220°C Ober-/Unterhitze vorheizen.
2. Das Baguette schräg in Scheiben schneiden. Auf einem Blech mit eir Esslöffel Olivenöl beträufeln und im heißen Ofen auf der mittleren Schi 3-4 Minuten rösten. Abkühlen lassen.
3. Die Paprikaschoten waschen, entkernen und würfeln. Die Zwiebel abzie und fein hacken. Alles in einem Topf mit einem Esslöffel Olivenöl 2 Minu andünsten. Das Tomatenmark zugeben und mitdünsten. Mit Salz, e Prise Zucker und Chiliflocken würzen. Abkühlen lassen.
4. Die Kapern fein hacken und unter die Paprika mischen und auf c Baguette verteilen. Das Basilikum waschen, trocken schütteln und Baguettes damit bestreuen. Anschließend servieren und genießen.

28. Champignons-Baguette

Zutaten für 2 Portionen:

- 250 g Champignons
- 1 Zwiebel
- 1 Knoblauchzehe
- 2 EL Butter
- 100 g Sahne
- 1 Baguette
- 50 g geriebener Käse
- Basilikum
- jodiertes Meersalz, Pfeffer

Nährwertangaben pro Portion:

- Kalorien: 560,3 kcal
- Kohlenhydrate: 65,8 g
- Fett: 22 g
- Eiweiß: 21 g

Zubereitungszeit: ca. 25 Minuten

Zubereitung:

1. Den Backofen auf 200°C Ober-/Unterhitze vorheizen.
2. Die Champignons putzen und in Scheiben schneiden. Die Zwiebel und den Knoblauch abziehen und grob hacken.
3. Die Butter in einer Pfanne schmelzen und darin die Zwiebel und den Knoblauch dünsten. Die Champignons hinzufügen und zusammen einige Minuten braten. Die Sahne unterrühren und mit Salz und Pfeffer abschmecken.
4. Das Baguette halbieren und auf beide Hälften die Champignons-Mischung geben und mit dem Käse bestreuen. Im Backofen für gute 10 Minuten backen, bis der Käse goldbraun zerlaufen ist.
5. Das Basilikum waschen, trocken schütteln und auf den Baguettes verteilen.

29. Hackbällchen mit Gurken-Gazpacho

Zutaten für 2 Portionen:

- 1 Salatgurke
- 1 gelbe Paprikaschote
- 1 Avocado
- 1 Frühlingszwiebel
- 2 Knoblauchzehen
- 200 ml Gemüsebrühe
- 3 EL Zitronensaft
- 200 g Saure Sahne
- 1 EL Weißweinessig
- 3 Stiele frische Minze
- 400 g gemischtes Hackfleisch
- 1 Zwiebel
- 1 Ei
- 3 EL Sonnenblumenöl
- Jodsalz, Pfeffer

Nährwertangaben pro Portion:

- Kalorien: 697,1 kcal
- Kohlenhydrate: 15,3 g
- Fett: 55,2 g
- Eiweiß: 29,5 g

Zubereitungszeit: ca. 40 Minuten

Zubereitung:

1. Die Gurke und Paprika waschen, entkernen und würfeln. Die Avoc halbieren, entkernen und das Fruchtfleisch würfeln. Die Frühlingszwi waschen und in Ringe schneiden. Eine Knoblauchzehe schälen und hack
2. Alle Zutaten in einen Standmixer füllen und Brühe, Zitronensaft, sa Sahne und Essig dazu gießen. Die Minzblätter waschen, von den Stie zupfen und mit in den Mixer geben. Alle Zutaten pürieren. Mit Salz Pfeffer abschmecken und kaltstellen.
3. Das Hackfleisch in eine Schüssel geben und mit Salz und Pfeffer würzen
4. Die Zwiebel und die zweite Knoblauchzehe schälen, hacken und mit de gut vermengen. Die Masse zusammen mit dem Hackfleisch zu klei Bällchen formen und in einer Pfanne mit Öl 5 Minuten braten. Zusamn mit der kalten Gazpacho servieren.

30. Spinat-Wraps mit Linsen-Rotkohl-Füllung

Zutaten für 2 Portionen:

- 50 g Belugalinsen
- 50 g Rotkohlblätter
- 1 Zitrone
- 1 EL Olivenöl
- 1 TL Quittengelee
- 2 Stiele Minze
- 1 TL helle Misopaste
- 20 g Tahinipaste
- 1 TL Saure Sahne
- 4 Blätter Wurzelspinat
- Jodsalz, Pfeffer

Nährwertangaben pro Portion:

- Kalorien: 266,7 kcal
- Kohlenhydrate: 29,8 g
- Fett: 15,2 g
- Eiweiß: 12,2 g

Zubereitungszeit: ca. 40 Minuten

Zubereitung:

1. Die Linsen in kochendes Wasser geben und 20 Minuten garen. Abgießen und gut abtropfen lassen. Den Rotkohl putzen und klein schneiden. Die Zitrone heiß abwaschen, Schale fein abreiben und zwei Esslöffel Saft auspressen. Beides mit Rotkohl und Linsen mischen. Das Öl und Quittengelee untermischen, mit Salz und Pfeffer würzen. Minze waschen, trocken schütteln, fein schneiden und unterheben.
2. Misopaste in 75 ml heißem Wasser auflösen, dann die Tahinipaste hinzufügen und glattrühren. Anschließend Sahne unterrühren.
3. Die Spinatblätter jeweils für etwa 10 Sekunden in kochendes Wasser geben, herausnehmen und mit kaltem Wasser abschrecken.
4. Die Blätter abtropfen lassen, ausbreiten und mit Küchenpapier trocken tupfen. Jeweils etwas Linsenmischung auf der Blattmitte verteilen, eine Blattseite über die Linsen klappen, dann aufrollen.
5. Die Wraps anrichten, mit der Sauce beträufeln und leicht würzen. Anschließend servieren und genießen.

31. Rote-Bete-Schnitzel mit Guacamole

Zutaten für 2 Portionen:

- 2 Knollen Rote Bete
- 1 EL Sesamsamen
- 2 EL Senf
- 4 EL Olivenöl
- 1 Avocado
- 4 Kirschtomaten
- 1 Zwiebel
- 1 Knoblauchzehe
- 1 grüne Chilischote
- 1 Limette
- 3 EL Sojajoghurt
- Jodsalz, Cayennepfeffer

Nährwertangaben pro Portion:

- Kalorien: 572,3 kcal
- Kohlenhydrate: 13,6 g
- Fett: 52,2 g
- Eiweiß: 7,6 g

Zubereitungszeit: ca. 30 Minuten

Zubereitung:

1. Die Rote Bete waschen, schälen und in ca. 1 cm dicke Scheiben schnei Die Scheiben für 20 Minuten in Salzwasser garen, abgießen und abkühl
2. Den Ofen auf 180°C Ober-/Unterhitze vorheizen.
3. Den Sesam in einen tiefen Teller streuen. Die Rote Bete Scheiben mit bestreichen, in dem Sesam wälzen und im Ofen 12 Minuten backen.
4. Inzwischen die Avocado halbieren, entkernen und das Fruchtfleisch einer Gabel zerdrücken. Tomaten waschen und würfeln. Zwiebel abzie und fein hacken. Beides unter das Püree mischen. Die Knoblauchz abziehen und dazu pressen. Die Chilischote waschen, entkernen, wür und untermischen. Die Limette auspressen und mit Saft, Öl und Jog cremig rühren. Mit Salz und Cayennepfeffer würzen.
5. Die warmen Rote-Bete-Schnitzel anrichten und mit der Guaca genießen.

32. Erdnusshähnchen mit Minze-Joghurt

Zutaten für 2 Portionen:

- 250 g Hähnchenbrust
- 125 g frische Ananas
- 1 TL scharfes Paprikapulver
- 25 g geröstete Erdnüsse
- 2 EL Olivenöl
- 2 Zweige Minze
- 100 g fettarmer Joghurt
- Jodsalz, Pfeffer
- 4 Holz- oder Metallspieße

Nährwertangaben pro Portion:

- Kalorien: 396,9 kcal
- Kohlenhydrate: 11,7 g
- Fett: 23,3 g
- Eiweiß: 32,3 g

Zubereitungszeit: ca. 25 Minuten

Zubereitung:

1. Die Hähnchenbrust in 2 cm große Stücke schneiden. Die Ananas schälen, würfeln und die Erdnüsse hacken. Paprikapulver mit Nüssen mischen und die Hähnchenstücke mit dem Öl einpinseln und in den Nüssen panieren.
2. Nun abwechselnd Ananas und Fleisch auf die Spieße stecken, dann salzen und pfeffern.
3. Die Minze waschen, trocken schütteln und hacken. Mit dem Joghurt vermischen und salzen.
4. Die Spieße grillen oder in der Pfanne braten. Zusammen mit dem Minze-Joghurt servieren und genießen.

33. Kalifornische Putenspieße mit Curry-Joghurt-Dip

Zutaten für 2 Portionen:

- 150 g fettarmer Joghurt
- ½ Limettensaft
- 1 TL Currypulver
- ½ TL Zucker
- 250 g Putenbrustfilet
- ½ frische Ananas
- 1 Banane
- Jodsalz, Pfeffer
- 4 Grillspieße

Nährwertangaben pro Portion:

- Kalorien: 303,2 kcal
- Kohlenhydrate: 31,5 g
- Fett: 3,4 g
- Eiweiß: 34,7 g

Zubereitungszeit: ca. 160-220 Minuten (inkl. 2 bis 3 Stunden Ruhezeit)

Zubereitung:

1. Aus Joghurt, Limettensaft, Curry, Zucker sowie einer Prise Salz und Pfe eine Marinade und zugleich einen Dip anrühren. Putenbrust in 20 mögli gleich große Würfel schneiden und in einer Schüssel mit einem Drittel Joghurtmarinade vermengen. Das Fleisch im Kühlschrank abgedeckt z bis drei Stunden ziehen lassen.
2. Den Rest der Marinade als Dip bis zum Servieren kaltstellen. Für die Spi dann die Ananas schälen, Strunk herausschneiden und in zwölf gleich gr Würfel schneiden. Die Bananen mit Schale in ca. 2,5 cm dicke Schei schneiden. Marinierte Putenwürfel, Ananaswürfel und Bananenschei gleichmäßig verteilt auf vier Grillspieße stecken.
3. Spieße auf dem vorbereiteten Grill bei mittlerer Hitze 10–12 Minu rundherum fertig grillen. Dabei mit Salz und Pfeffer würzen.
4. Die fertig gegrillten Putenspieße mit dem Curry-Joghurt-Dip servieren genießen.

34. Olivenkekse

Zutaten für 2 Portionen:

- 20 g schwarze Oliven
- 60 g weiche Butter
- 15 g Puderzucker
- 130 g Weizenmehl Type 405
- Jodsalz

Nährwertangaben pro Portion:

- Kalorien: 462,5 kcal
- Kohlenhydrate: 53,2 g
- Fett: 23,2 g
- Eiweiß: 6,9 g

Zubereitungszeit: ca. 90 Minuten (inkl. 1 Stunde Kühlzeit)

Zubereitung:

1. Die Oliven fein hacken. Butter und Puderzucker mit dem Handrührgerät cremig rühren. Mehl, Oliven und Salz zugeben und weiterrühren. Anschließend mit den Händen zügig zu einem glatten Teig verkneten. In Folie gewickelt eine Stunde kühlen.
2. Den Backofen auf 200°C Ober-/Unterhitze vorheizen.
3. Teig auf ein wenig Mehl etwa 3 mm dünn ausrollen und mit einem runden Ausstecher (Ø 4 cm) Kreise ausstechen. Diese auf mit Backpapier ausgelegte Backbleche legen und nacheinander etwa 13-15 Minuten pro Backblech backen.
4. Kekse auf einem Rost abkühlen lassen. Anschließend servieren und genießen.

35. Ingwerkekse

Zutaten für 2 Portionen:

- 200 g Weizenmehl Type 405
- 1 TL Backpulver
- 4 EL flüssiger Honig
- 3 TL gemahlener Ingwer
- ½ Zitronenschale
- 50 g kalte Butter
- 1 Eigelb

Nährwertangaben pro Portion:

- Kalorien: 831,6 kcal
- Kohlenhydrate: 129,1 g
- Fett: 25,8 g
- Eiweiß: 15,1 g

Zubereitungszeit: ca. 90 Minuten (inkl. 1 Stunde Kühlzeit)

Zubereitung:

1. Das Mehl mit dem Backpulver mischen. Dazu den Honig, den Ingwer die Zitronenschale geben. Die kalte Butter in Stückchen dazu geben alles zu einem glatten Teig kneten. Den Teig in Alufolie wickeln und Stunde im Kühlschrank ruhen lassen.
2. Den Backofen auf 170°C Ober-/Unterhitze vorheizen.
3. Den Teig ausrollen, Plätzchen ausstechen und auf ein mit Backpa belegtes Blech legen.
4. Das Eigelb verquirlen und die Plätzchen damit bestreichen.
5. Die Ingwerplätzchen auf der mittleren Schiene etwa 15 Minuten bac lassen.

36. Walnussplätzchen

Zutaten für 2 Portionen:

- 150 g Butter
- 100 g fettarmer Joghurt
- 1 Ei
- 2 Eigelbe
- 3 EL Zucker
- ½ TL Jodsalz
- 300 g Mehl Type 405
- 1 TL Backpulver
- Butter für das Blech
- 2 EL Puderzucker
- 50 g gehackte Walnusskerne

Nährwertangaben pro Portion:

- Kalorien: 1422,7 kcal
- Kohlenhydrate: 146,5 g
- Fett: 76,2 g
- Eiweiß: 27,7 g

Zubereitungszeit: ca. 60 Minuten (inkl. 25 Minuten Backzeit)

Zubereitung:

1. Das Mehl mit dem Backpulver mischen. Die Butter schmelzen, erkalten lassen und mit Joghurt, Ei, einem Eigelb, Zucker und Salz verrühren. Dann langsam unter die Mehlmischung rühren und verkneten. Den Teig in Folie wickeln und 15 Minuten ruhen lassen.
2. Die Walnüsse hacken und in einer Pfanne ohne Fett unter Rühren leicht anrösten und mit dem Puderzucker mischen.
3. Ein großes Blech einfetten. Den Backofen auf 180°C vorheizen.
4. Den Teig halbieren und jeweils zu einer Rolle formen. Jede Rolle in elf gleich große Stücke schneiden und zu einer Kugel rollen. Jede Kugel wieder platt drücken und einen Teelöffel der Füllung in die Mitte geben und wie ein Paket wieder zu klappen. Mit den zusammengeklappten Seiten nach unten auf ein mit Backpapier ausgelegtes Backblech legen.
5. Ein Eigelb mit einem Teelöffel Wasser verrühren und die Plätzchen damit bepinseln. Im Ofen für 25 Minuten backen und abkühlen lassen.
6. Anschließend servieren und genießen.

37. Mandeltaschen

Zutaten für 2 Portionen:

- 100 g fettarmer Joghurt
- ½ Würfel Hefe
- 30 g Butter
- 1 Ei
- 3 EL Öl
- 3 EL warme Milch
- 1 Prise Jodsalz
- 250 g Mehl Type 550
- 100 g gemahlene Mandeln
- 65 g Puderzucker
- 2 EL Zitronensaft
- 2 EL Sesamsamen

Nährwertangaben pro Portion:

- Kalorien: 1761,1 kcal
- Kohlenhydrate: 185 g
- Fett: 77,6 g
- Eiweiß: 68,5 g

Zubereitungszeit: ca. 90 Minuten (inkl. 1 Stunde Ruhezeit)

Zubereitung:

1. Den Joghurt mit der Hefe verrühren, kurz quellen lassen. Die Bu schmelzen und abkühlen lassen. Das Ei trennen. Butter mit Öl, Milch Salz verrühren und mit dem Eiweiß unter den Joghurt heben. Mehl darü streuen und gut verkneten. Eine Stunde gehen lassen.
2. Den Backofen auf 225°C Ober-/Unterhitze vorheizen. Ein Backblech Backpapier auslegen. Für die Füllung Mandeln, Puderzucker Zitronensaft vermischen.
3. Den Teig in 20 Stücke teilen und zu Kugeln rollen. Zwischen Handflächen zu Fladen (Ø 10 cm) formen, jeweils etwas Füllung draufge und die Ränder gut festdrücken. Auf das Backblech legen. Eigelb mit eini Tropfen Wasser verquirlen, die Taschen damit einpinseln. Mit Se bestreuen. Die Mandeltaschen in der Backofenmitte ca. 20 Minu goldbraun backen. Auf einem Gitter abkühlen lassen.
4. Anschließend servieren und genießen.

38. Pistazien-Sesam-Streifen

Zutaten für 2 Portionen:

- 200 g Mehl Type 1050
- 1 TL Backpulver
- 100 g Rohrohrzucker
- 1 Päckchen Vanillezucker
- 1 Prise Jodsalz
- 1 Ei
- 150 g Butter
- 1 Eigelb
- 1 EL Schlagsahne
- 50 g gehackte Pistazien
- 4 EL Sesam

Nährwertangaben pro Portion:

- Kalorien: 1403,4 kcal
- Kohlenhydrate: 131,7 g
- Fett: 80,9 g
- Eiweiß: 27,1 g

Zubereitungszeit: ca. 80 Minuten (inkl. 1 Stunde Kühlzeit)

Zubereitung:

1. Das Mehl mit dem Backpulver, dem Zucker, der Prise Salz, dem Ei und der Butter zu einem Teig verkneten und ca. 1 Stunde kaltstellen.
2. Den Teig ca. 3 mm dick ausrollen und in Streifen (à ca. 2 x 6 cm) schneiden, auf ein Backblech legen.
3. Eigelb und Sahne verquirlen, Streifen damit bepinseln. Mit Pistazien und Sesam bestreuen. Bei 180°C 8-10 Minuten backen.

39. Dattelkonfekt

Zutaten für 2 Portionen:

- 1 Zitrone
- 90 ml Orangensaft
- 250 g Dattelpaste
- 100 g getrocknete Aprikosen
- 80 g Amarettini
- 50 g Walnusskerne
- 100 g gemahlene Haselnusskerne
- 3 EL grober brauner Zucker

Nährwertangaben pro Portion:

- Kalorien: 631 kcal
- Kohlenhydrate: 92,1 g
- Fett: 24,6 g
- Eiweiß: 8,5 g

Zubereitungszeit: ca. 90 Minuten (inkl. 30 Minuten Ruhezeit)

Zubereitung:

1. Die Zitrone heiß waschen, trockenreiben und die Schale fein abreiben zwei Teelöffel Saft auspressen. Die Orange halbieren und entsaften.
2. Den Orangensaft mit Zitronensaft aufkochen. Die Dattelpaste k schneiden und im gekochten Saft bei mittlerer Hitze schmelzen und d öfter umrühren. Die Mischung abkühlen lassen. Die Zitronensch unterrühren.
3. Die Aprikosen sehr fein würfeln. Die Amarettini zu Krümeln verarbeiten. Walnusskerne grob hacken. Alles bis auf 50 g der gemahlenen Nü miteinander vermischen und ca. 30 Minuten ruhen lassen.
4. Mit einem Teelöffel kleine Mengen ausstechen und zu Kugeln formen. übrigen gemahlenen Walnüsse mit Zucker mischen und die Kugeln d wälzen.
5. Das Konfekt in einer Blechdose zwischen Schichten von Backpa aufbewahren.

40. Mandel-Kokos-Pralinen

Zutaten für 2 Portionen:

- 75 ml Kokosmilch
- 50 g gemahlene Mandeln
- 80 g Kokosraspeln
- 1 EL Birkenzucker
- 10 blanchierte Mandelkerne

- **Nährwertangaben pro Portion:**
- Kalorien: 506,8 kcal
- Kohlenhydrate: 10,6 g
- Fett: 46 g
- Eiweiß: 8,8 g

Zubereitungszeit: ca. 310 Minuten (inkl. 5 Stunden Kühlzeit)

Zubereitung:

1. 50 g der Kokosraspel mit den gemahlenen Mandeln vermischen und mit der Kokosmilch verrühren. Den Birkenzucker unterheben.
2. Anschließend für 60 Minuten in den Kühlschrank stellen.
3. Jeweils eine Mandel mit etwas der Kokosmasse ummanteln und eine kleine Kugel formen. Diese in den restlichen Kokosraspeln wälzen.
4. Wenn die Masse aufgebraucht ist, die Kokospralinen erneut in den Kühlschrank für ca. 4 Stunden.
5. Anschließend können sie serviert und genossen werden.

Suppen

41. Röstpaprika-Suppe mit Schafskäse

Zutaten für 2 Portionen:

- 2 rote Paprikaschoten
- 1 Zwiebel
- 3 Knoblauchzehen
- 500 g Kirschtomaten
- 200 ml Gemüsebrühe
- 3 Zweige Thymian
- 100 g Schafskäse
- 2 EL Rapsöl
- jodiertes Meersalz, Pfeffer

Nährwertangaben pro Portion:

- Kalorien: 369 kcal
- Kohlenhydrate: 23 g
- Fett: 22 g
- Eiweiß: 14 g

Zubereitungszeit: ca. 25 Minuten

Zubereitung:

1. Den Backofen auf 200°C Ober-/Unterhitze vorheizen.
2. Die Paprika waschen, entkernen und vierteln. Die Paprikaviertel für 15 Minuten in den Backofen bei 200°C anrösten. Anschließend in kleine Stücke schneiden.
3. Die Tomaten waschen, entkernen und halbieren. Den Thymian waschen, trocken schütteln und die Blätter abzupfen. Die Zwiebel und den Knoblauch abziehen, würfeln und in einem Topf mit etwas Öl andünsten. Die Paprika, die Tomaten und den Thymian hinzufügen und bei mittlerer Hitze köcheln lassen.
4. In der Zwischenzeit in einem kleinen Topf die Gemüsebrühe aufsetzen. Die Gemüsebrühe der Gemüsemischung zu geben, Suppe aufkochen lassen und pürieren.
5. Mit Salz und Pfeffer abschmecken, mit Schafskäse bestreuen, servieren und genießen.

42. Brokkoli-Erbsen-Suppe

Zutaten für 2 Portionen:

- 2 EL Olivenöl
- 1 Zwiebel
- 250 g Brokkoli
- 125 g Erbsen
- 250 ml fettarme Milch
- 250 ml Gemüsebrühe

Nährwertangaben pro Portion:

- Kalorien: 302,8 kcal
- Kohlenhydrate: 21,5 g
- Fett: 16,8 g
- Eiweiß: 14,3 g

Zubereitungszeit: ca. 35 Minuten

Zubereitung:

1. Die Zwiebel abziehen und würfeln. Den Brokkoli waschen, putzen und g hacken. Die Erbsen spülen und verlesen.
2. In einem großen Topf das Öl vorsichtig erhitzen und die Zwiebel gl dünsten. Den Brokkoli und die Erbsen hinzufügen und für 5 Minu kochen.
3. Währenddessen die Gemüsebrühe in einem Top aufsetzen. Dann Gemüse damit ablöschen und die Milch unterrühren. Die Suppe niedriger Stufe gute 20 Minuten köcheln lassen, bis der Brokkoli gar ist.
4. Die Suppe soweit pürieren, wie es beliebt, servieren und genießen.

43. Möhren-Quinoa-Suppe

Zutaten für 2 Portionen:

- 1 Zwiebel
- 300 g Möhren
- 40 g Ingwerwurzel
- 1 TL Senfkörner
- 3 EL Olivenöl
- 1 TL Ahornsirup
- 500 ml Gemüsebrühe
- 60 g Quinoa
- 1 Rote Bete
- 1 TL schwarze Sesamsamen
- Cayennepfeffer
- Jodsalz, Pfeffer

Nährwertangaben pro Portion:

- Kalorien: 448,1 kcal
- Kohlenhydrate: 42,1 g
- Fett: 25,6 g
- Eiweiß: 9,1 g

Zubereitungszeit: ca. 35 Minuten

Zubereitung:

1. Die Zwiebel abziehen und klein würfeln. Die Möhren waschen, schälen und in Scheiben schneiden. Die Ingwerwurzel schälen und in kleine Würfel schneiden. Die Senfkörner in einem Mörser fein zerreiben.
2. In einem Topf zwei Esslöffel Öl erhitzen und den Ahornsirup unter Rühren karamellisieren lassen. Die Ingwerwürfel und das Senfpulver darin anrösten, Zwiebeln und Möhren dazu geben und alles kurz anrösten.
3. Die Brühe aufsetzen und einmal aufkochen lassen, anschließend bei mittlerer Hitze für ca. 15 Minuten köcheln lassen. Die Suppe nach Belieben pürieren.
4. Quinoa in einem anderen Topf nach Packungsanleitung garen. In einem Sieb abgießen, in die Suppe rühren, servieren und genießen.

44. Cremige Kürbissuppe mit Ingwer

Zutaten für 2 Portionen:

- 1 Zwiebel
- 1 EL Butter
- 250 g Hokkaidokürbis
- 1 Möhre
- 500 ml Gemüsebrühe
- Jodsalz, Pfeffer
- Muskatnuss
- gemahlener Ingwer
- Mandelblättchen
- Crème fraîche zum Garnieren

Nährwertangaben pro Portion:

- Kalorien: 222 kcal
- Kohlenhydrate: 10 g
- Fett: 17 g
- Eiweiß: 5 g

Zubereitungszeit: ca. 35 Minuten

Zubereitung:

1. Die Zwiebel abziehen und hacken. In der heißen Butter andünsten. Kürbis waschen, trocknen, entkernen und würfeln. Die Möhren put schälen und ebenfalls würfeln. Kürbis und Möhrenwürfel zu der Zwi geben und mit schmoren.
2. Die Gemüsebrühe angießen, alles aufkochen und etwa 15 Minuten köc lassen. Die Suppe anschließend pürieren und mit Salz, Pfeffer, Muskat dem gemahlenen Ingwer abschmecken.
3. In einer Pfanne ohne Fett die Mandelblättchen rösten. Die Suppe mit Cr fraîche garnieren und mit den Mandelblättchen bestreuen.
4. Anschließend servieren und genießen.

45. Kartoffel-Erbsen-Süppchen mit gerösteten Kürbiskernen

Zutaten für 2 Portionen:

- 3 EL Rapsöl
- 1 Zwiebel
- 1 TL Bockshornkleesamen
- 300 g mehlige Kartoffeln
- 500 ml Gemüsebrühe
- 150 g Erbsen
- 2 EL Kürbiskerne
- Jodsalz, Pfeffer
- etwas Schabzigerklee

Nährwertangaben pro Portion:

- Kalorien: 367,1 kcal
- Kohlenhydrate: 41,1 g
- Fett: 16,6 g
- Eiweiß: 10,8 g

Zubereitungszeit: ca. 40 Minuten

Zubereitung:

1. Die Zwiebel schälen, würfeln und zusammen mit den Bockshornkleesamen in zwei Esslöffeln Rapsöl ca. 5 Minuten rösten.
2. Die Kartoffeln waschen, schälen, klein schneiden und mit in den Topf geben. Die Gemüsebrühe aufsetzen und die Kartoffeln damit ablöschen.
3. Mit Salz, Pfeffer und Schabzigerklee würzen und 15 Minuten leicht köcheln lassen.
4. Währenddessen die Kürbiskerne ohne Fett in einer Pfanne rösten.
5. Sobald die Kartoffeln weich sind, die Erbsen spülen und kurz in der Suppe erhitzen. Den Topf vom Herd nehmen und die Suppe pürieren.
6. Mit den Kürbiskernen und etwas Rapsöl garnieren und genießen.

Salate

46. Fenchel-Spargel-Salat mit Halloumi

Zutaten für 2 Portionen:

- 250 g grüner Spargel
- 250 g Halloumi Käse
- 1 Fenchelknolle
- 1 Orange
- 1 Frühlingszwiebel
- Rapsöl
- Jodsalz, Pfeffer

Nährwertangaben pro Portion:

- Kalorien: 595 kcal
- Kohlenhydrate: 21 g
- Fett: 38 g
- Eiweiß: 36 g

Zubereitungszeit: ca. 30 Minuten

Zubereitung:

1. Den Spargel putzen, die holzigen Enden entfernen. Die Frühlingszwiebel waschen und in Ringe schneiden. In einer Pfanne etwas Öl erhitzen, die weißen Ringe und den Spargel hinzufügen und scharf anbraten. Für gute 5 Minuten weiter garen. Den Spargel entnehmen und warm stellen.
2. Anschließend den Halloumi anbraten.
3. Die Orange halbieren. Die eine Hälfte schälen und das Fruchtfleisch grob würfeln. Die andere Orangenhälfte entsaften. Den Saft und das Fruchtfleisch mit etwas Öl vermischen und mit Salz und Pfeffer würzen.
4. Den Fenchel waschen, den Strunk entfernen und in dünne Scheiben schneiden.
5. Den Fenchel auf einem Teller anrichten, den Spargel darauf garnieren und den Halloumi dazu legen. Das Orangendressing drüber träufeln, mit den grünen Ringen der Frühlingszwiebel garnieren und genießen.

47. Salat mit gebratenem Hähnchen

Zutaten für 2 Portionen:

- 250 g Hähnchenbrust
- 3 EL Olivenöl
- 150 g Mais
- 1 rote Chilischote
- 1 Avocado
- ½ Salatgurke
- 1 Zwiebel
- 2 Stangen Koriander
- 300 g Salat nach Wahl
- 2 EL Sojasauce
- 2 EL Zitronensaft

Nährwertangaben pro Portion:

- Kalorien: 494 kcal
- Kohlenhydrate: 26 g
- Fett: 26 g
- Eiweiß: 34 g

Zubereitungszeit: ca. 30 Minuten

Zubereitung:

1. Das Hähnchen waschen und trocken tupfen. Dann salzen und pfeffern.
2. In einem Topf ein Esslöffel Öl erhitzen und das Hähnchen von beiden Se scharf anbraten. Bei geschlossenem Topf beidseitig je 10 Minuten mittlerer Stufe garen. Den Deckel abnehmen und für weitere 10 Minuten garen.
3. Den Mais abgießen und spülen. Die Avocado halbieren, entkernen und Fruchtfleisch würfeln. Die Salatgurke waschen, bei Bedarf schälen würfeln. Die Zwiebel abziehen und in Ringe schneiden. Den Korian waschen, trocken schütteln und die Blätter grob hacken. Den Salat wasc und trocken schütteln. Die Zutaten in einer Schüssel vermengen.
4. Die Chilischote waschen, entkernen und würfeln. Mit dem Öl, der Sojasa und dem Zitronensaft zu einem Dressing vermischen.
5. Die gegarte Hähnchenbrust zerrupfen und unter den Salat heben. Dressing über den Salt träufeln, servieren und genießen.

48. Grapefruit-Avocado-Salat

Zutaten für 2 Portionen:

- 50 g Pistazien
- 1 rosa Grapefruit
- 1 Avocados
- 2 EL Weißweinessig
- 2 EL Sonnenblumenöl
- 1 rote Chilischote
- 1 Schalotte
- 50 g Alfalfasprossen
- Jodsalz, Pfeffer

Nährwertangaben pro Portion:

- Kalorien: 417 kcal
- Kohlenhydrate: 14 g
- Fett: 36 g
- Eiweiß: 6 g

Zubereitungszeit: ca. 30 Minuten

Zubereitung:

1. Die Pistazien in einer Pfanne ohne Fett rösten, abkühlen lassen und anschließend hacken. Die Grapefruit schälen, filetieren und die Filets halbieren. Den Saft dabei auffangen. Die Avocado halbieren, entkernen und das Fruchtfleisch würfeln.
2. Den Essig mit dem Grapefruitsaft und Öl zu einem Dressing verrühren. Mit Salz und Pfeffer würzen. Die Chilischote waschen, entkernen und fein hacken. Die Schalotte abziehen und dem Dressing unterrühren.
3. Alfalfasprossen abspülen und trocken schütteln.
4. Die Fruchtwürfel mit den Sprossen vermengen, das Dressing darauf verteilen, mit den Pistazien garnieren und genießen.

49. Gefüllte Champignons an Radicchio

Zutaten für 2 Portionen:

- 40 g Pinienkerne
- 400 g Blattspinat
- 1 Knoblauchzehe
- 2 Frühlingszwiebeln
- 12 größere Champignons
- 4 EL Olivenöl
- ½ Kopf Radicchio
- 1 EL Weißweinessig
- 1 TL Ahornsirup
- Jodsalz, Pfeffer

Nährwertangaben pro Portion:

- Kalorien: 464,3 kcal
- Kohlenhydrate: 15,3 g
- Fett: 37,8 g
- Eiweiß: 12,7 g

Zubereitungszeit: ca. 45 Minuten

Zubereitung:

1. Die Pinienkerne ohne Fett in einer Pfanne anrösten.
2. Den Spinat waschen, den Knoblauch abziehen und beides hacken. Frühlingszwiebeln putzen, waschen und in Ringe schneiden.
3. Die Champignons putzen, die Stiele herausdrehen und vorsichtig mit eir Löffel etwas Fruchtfleisch herauskratzen. Die trockenen Enden abschnei und Stiele fein würfeln, mit dem Fruchtfleisch vermengen.
4. Die Zwiebeln in einer Pfanne mit zwei Esslöffeln Öl andünsten. Knobla und die Pilzwürfel ebenfalls andünsten, dann den Spinat untermengen. Salz und Pfeffer würzen.
5. Die Champignonköpfe mit der Spinatmasse füllen, in eine Auflauff setzen und im Backofen bei 180°C für 20 Minuten backen.
6. Währenddessen den Radicchio putzen, waschen und in Streifen schneic Das Dressing aus Essig, Salz, Pfeffer, Ahornsirup und dem restlicher herstellen.
7. Den Radicchio auf Teller verteilen, mit Dressing beträufeln und mit restlichen Pinienkernen, Zwiebelringen und Basilikum bestreuen. gefüllten Champignons darauf anrichten und genießen.

50. Warmer Kartoffelsalat mit Apfel und Speck

Zutaten für 2 Portionen:

- 500 g Kartoffeln
- 50 g Speck
- 200 g Äpfel
- 2 EL Weißweinessig
- 2 EL Zucker

Nährwertangaben pro Portion:

- Kalorien: 412 kcal
- Kohlenhydrate: 74 g
- Fett: 7,4 g
- Eiweiß: 9,8 g

Zubereitungszeit: ca. 60 Minuten (inkl. 40 Minuten Kochzeit)

Zubereitung:

1. Die ungeschälten Kartoffeln in kaltem Wasser aufsetzen und für 40 Minuten kochen. Danach die Kartoffeln pellen und in Scheiben schneiden.
2. Die Äpfel waschen, halbieren und entkernen. Ebenfalls in feine Scheiben schneiden.
3. Den Speck und die Zwiebel fein würfeln und in einer Pfanne auslassen. Anschließend den Speck mit dem Essig ablöschen. Den Zucker hinzugeben und die Soße über die Kartoffeln geben.
4. Warm servieren und genießen.

51. Grünkohl-Minze-Taboulé

Zutaten für 2 Portionen:

- 100 g Couscous
- 30 g getrocknete Cranberrys
- 100 g Grünkohl
- 5 Stiele Minze
- 250 g Kirschtomaten
- 1 Salatgurke
- 100 g Schafskäse
- 1 Zitrone
- 2 EL Olivenöl
- Jodsalz, Pfeffer

Nährwertangaben pro Portion:

- Kalorien: 525 kcal
- Kohlenhydrate: 54,1 g
- Fett: 24,9 g
- Eiweiß: 17,6 g

Zubereitungszeit: ca. 20 Minuten

Zubereitung:

1. Die Couscous und Cranberrys mischen, mit 100 ml kochendem Wa übergießen und etwa 8 Minuten quellen lassen.
2. Grünkohl putzen, abspülen, trocken schütteln. Minze abspülen, troc schütteln und die Blätter abzupfen. Grünkohl und Minze anschließ hacken.
3. Die Tomaten waschen, vierteln und den Stielansatz entfernen. Die Gu waschen und würfeln. Den Käse grob zerbröseln.
4. Grünkohl, Minze, Tomaten, Gurke und Käse zu dem Couscous-Cranbe Gemisch geben und unterheben.
5. Die Zitrone auspressen und den Saft mit Salz, Pfeffer und Öl verrühren mit dem Salat mischen.
6. Anschließend servieren und genießen.

52. Zucchinisalat mit Cashewkernen

Zutaten für 2 Portionen:

- 2 Zucchini
- Jodsalz, Pfeffer
- 5 EL Olivenöl
- 2 Tomaten
- 1 Frühlingszwiebel
- ½ Bund Thymian
- 75 g Cashewkerne
- ½ Kopf Radicchio
- 2 EL Balsamicoessig

Nährwertangaben pro Portion:

- Kalorien: 315 kcal
- Kohlenhydrate: 16 g
- Fett: 24 g
- Eiweiß: 9 g

Zubereitungszeit: ca. 30 Minuten

Zubereitung:

1. Die Zucchini putzen, waschen, trocknen und in Scheiben schneiden. Salzen und pfeffern. In einem Esslöffel Öl kurz anbraten.
2. Die Tomaten waschen, von den Stielansätzen befreien, mit kochendem Wasser überbrühen, häuten, entkernen und das Fruchtfleisch würfeln. Die Frühlingszwiebel putzen, waschen, trocknen und in Ringe schneiden. Den Thymian waschen, trocknen, die Blättchen abzupfen und einige Blättchen beiseitelegen, den Rest hacken.
3. Cashews in einer Pfanne ohne Fett rösten. Radicchio waschen, putzen, trocken schütteln und die Blätter auf zwei Teller verteilen. Zucchinischeiben und Tomatenwürfel mit den Frühlingszwiebeln darauflegen.
4. Aus Thymian, restlichem Olivenöl, Balsamicoessig, Salz und Pfeffer ein Dressing bereiten und über den Salat geben. Die Cashews drüberstreuen.
5. Mit den beiseitegelegten Thymianblättchen garniert servieren und genießen.

53. Kichererbsen-Schafskäse-Salat

Zutaten für 2 Portionen:

- 1 Glas Kichererbsen
- 1 Schalotte
- 100 g Schafskäse
- 1 Bund Petersilie
- 100 g Kirschtomaten
- ½ Zitrone
- 2 Scheiben Vollkornbrot
- 2 TL Rapsöl
- ½ Knoblauchzehe

Nährwertangaben pro Portion:

- Kalorien: 528 kcal
- Kohlenhydrate: 54 g
- Fett: 20 g
- Eiweiß: 26 g

Zubereitungszeit: ca. 15 Minuten

Zubereitung:

1. Die Kichererbsen abtropfen lassen. Schalotte abziehen und würfeln, Kirschtomaten waschen und halbieren und alles in einer Schü vermengen. Den Schafskäse abtropfen lassen und in die Schüssel bröse
2. Die Petersilie waschen, trocken schütteln und grob hacken. Die Zitr auspressen und den Saft mit Rapsöl, Salz und Pfeffer zu einem Dres verrühren und über den Salat geben. Mit der Petersilie bestreuen.
3. Das Vollkornbrot toasten, die Knoblauchzehe anschneiden und das damit einreiben. Das Brot klein würfeln und als Croutons über den S geben.
4. Anschließend servieren und genießen.

54. Spinatsalat mit Roter Bete und Feigen

Zutaten für 2 Portionen:

- 200 g Rote Bete
- 80 g Blattspinat
- 1 Feige
- 1 Zwiebel
- 1 EL Pistazienkerne
- 30 g Schafskäse
- 2 EL Apfelessig
- 1 EL Olivenöl
- 1 TL flüssiger Honig
- 1 Knoblauchzehe
- Jodsalz, Pfeffer

Nährwertangaben pro Portion:

- Kalorien: 262 kcal
- Kohlenhydrate: 22 g
- Fett: 14,9 g
- Eiweiß: 8,2 g

Zubereitungszeit: ca. 60 Minuten (inkl. 45 Minuten Garzeit)

Zubereitung:

1. Die Bete waschen, ungeschält in einen Topf mit kochendem Wasser geben und bei schwacher Hitze zugedeckt ca. 45 Minuten garen. Abgießen und abkühlen lassen.
2. Das Dressing aus Essig, Öl und Honig herstellen. Den Knoblauch schälen und hinzupressen. Mit Salz und Pfeffer würzen.
3. Die Bete schälen, in Scheiben schneiden und in etwas Dressing marinieren und für 10 Minuten ziehen lassen.
4. Inzwischen den Spinat waschen und trocken schütteln. Die Feigen abspülen, den Stielansatz entfernen und in Scheiben schneiden. Die Zwiebel abziehen und in Ringe schneiden. Die Pistazien in einer Pfanne ohne Fett leicht anrösten. Den Käse zerbröseln.
5. Den Spinat mit dem restlichen Dressing mischen. Rote Bete Scheiben auf einem Teller mit Spinat, Feigen und Zwiebeln anrichten. Mit der Marinade beträufeln, dann Schafskäse und Pistazien über den Salat streuen, servieren und genießen.

55. Wintersalat mit Kaki und Cranberrys

Zutaten für 2 Portionen:

- 30 g Cranberrys
- 1 Schalotte
- 30 g Walnusskerne
- 1 EL Olivenöl
- 2 EL Balsamicoessig
- 1 TL mittelscharfer Senf
- 250 g Blattspinat
- 2 Kakis
- Jodsalz, Pfeffer

Nährwertangaben pro Portion:

- Kalorien: 337,3 kcal
- Kohlenhydrate: 38,8 g
- Fett: 17,3 g
- Eiweiß: 4,2 g

Zubereitungszeit: ca. 30 Minuten

Zubereitung:

1. Die Cranberrys waschen, abtropfen lassen. Die Schalotten schälen, in fe Ringe schneiden.
2. Walnüsse grob hacken und in einer Pfanne ohne Fett rösten.
3. In einer zweiten Pfanne Öl erhitzen und die Schalotten darin andüns Cranberrys kurz mit dünsten. Essig, Senf und drei Esslöffel Wasser zugeb 2–3 Minuten köcheln. Mit Salz, Pfeffer und Zucker abschmecken. Abkü lassen.
4. Salat verlesen, waschen, gut abtropfen lassen. Kaki putzen, waschen mit Schale in dünne Spalten schneiden.
5. Salat und Kakis anrichten. Die Cranberrysauce und Nüsse darüber vertei servieren und genießen.

56. Caponata mit Vollkornbrot

Zutaten für 2 Portionen:

- 1 Aubergine
- 2 EL Olivenöl
- 1 Zwiebel
- 2 Knoblauchzehen
- ½ Bund Basilikum
- 1 Selleriestange
- 400 g Cocktailtomaten
- 2 EL schwarze Oliven
- 20 g Pinienkerne
- 2 EL Kapern
- Rotweinessig
- Jodsalz, Pfeffer

Nährwertangaben pro Portion:

- Kalorien: 404 kcal
- Kohlenhydrate: 32 g
- Fett: 20 g
- Eiweiß: 10 g

Zubereitungszeit: ca. 25 Minuten

Zubereitung:

1. Die Aubergine waschen, die Enden entfernen und in Scheiben schneiden. In einer Pfanne Öl erhitzen und die Aubergine für 10 Minuten anbraten.
2. Die Zwiebel und den Knoblauch abziehen. Eine Zehe halbieren und beiseitelegen, die andere wie die Zwiebel würfeln. Sellerie und Tomaten waschen, entkernen und würfeln. Mit der Aubergine in der Pfanne garen.
3. Die Pinienkerne ohne Fett in einer Pfanne rösten, mit den Oliven und den Kapern der Gemüsepfanne hinzufügen. Mit Rotweinessig, Salz und Pfeffer abschmecken und mit Basilikum garnieren.
4. Die Brotscheiben mit der zweiten Knoblauchzehe einreiben und kurz toasten. Zusammen mit der Caponata servieren und genießen.

57. Wildkräutersalat von Lupinenbohnen mit Heidelbeerdressing

Zutaten für 2 Portionen:

- 150 g Feldsalat
- 50 g Lupinenbohnen
- 1 Salatherz
- 75 g Wildkräutersalatmischung
- 150 g Heidelbeeren
- 1 EL Himbeeressig
- 1 TL mittelscharfer Senf
- 2 EL Sonnenblumenöl
- Jodsalz, Pfeffer

Nährwertangaben pro Portion:

- Kalorien: 319 kcal
- Kohlenhydrate: 29,6 g
- Fett: 12,1 g
- Eiweiß: 15,4 g

Zubereitungszeit: ca. 55 Minuten (inkl. 40 Minuten Kochzeit)

Zubereitung:

1. Die Lupinenbohnen in kochendes Wasser geben und 35–40 Minuten mittlerer Hitze kochen. Bohnen in ein Sieb gießen, kalt abspülen und Bohnen aus der Schale drücken.
2. Salat und Wildkräutersalat abspülen, trocken schütteln. Heidelbee abspülen und in einem Sieb gut abtropfen lassen.
3. Zweidrittel der Heidelbeeren fein pürieren und mit Essig, Senf und z Esslöffeln Wasser unterrühren. Das Öl dazugeben und noch einmal k pürieren. Das Dressing mit Salz und Pfeffer abschmecken.
4. Salat, Kräuter, Lupinenbohnen und Heidelbeeren auf Portionstell anrichten, das Dressing darüber träufeln und genießen.

58. Linsensalat mit Roter Bete und Rucola

Zutaten für 2 Portionen:

- 3 EL Olivenöl
- 150 g Berglinsen
- 1 TL Curry
- 150 ml Gemüsebrühe
- 100 g vorgegarte Rote Bete
- 2 Frühlingszwiebeln
- ½ Bund Petersilie
- 100 g Rucola
- 1 TL Senf
- 2 EL Apfelessig
- Jodsalz, Pfeffer

Nährwertangaben pro Portion:

- Kalorien: 273 kcal
- Kohlenhydrate: 29 g
- Fett: 9 g
- Eiweiß: 16 g

Zubereitungszeit: ca. 25 Minuten

Zubereitung:

1. Die Gemüsebrühe in einem Topf aufsetzen. In einem anderen Topf ein Esslöffel Öl erhitzen und die Linsen mit dem Curry andünsten. Anschließend mit der Brühe ablöschen und für 15 Minuten köcheln lassen und in einem Sieb abgießen und abtropfen lassen.
2. Die Rote Bete auch in ein Sieb geben, abtropfen lassen und klein würfeln. Die Frühlingszwiebeln waschen, putzen und in Ringe schneiden. Die Petersilie und Rucola waschen, Stiele entfernen und grob hacken.
3. Aus dem Senf, Essig, zwei Esslöffeln Öl, Salz und Pfeffer ein Dressing anrühren.
4. Nun die Linsen mit der Roten Bete und den Frühlingszwiebeln vermengen. Das Dressing auf dem Salat verteilen, mit den Kräutern garnieren und genießen.

59. Minze-Couscous-Salat mit Tomaten und Pinienkernen

Zutaten für 2 Portionen:

- 150 g Cocktailtomaten
- 2 EL Olivenöl
- 100 g Couscous
- 200 ml kochendes Wasser
- 30 g geröstete Pinienkerne
- 5 EL grob gehackte frische Minze
- geriebene Schale von 1 Zitrone
- ½ EL Zitronensaft
- Jodsalz, Pfeffer

Nährwertangaben pro Portion:

- Kalorien: 406,3 kcal
- Kohlenhydrate: 39,7 g
- Fett: 21,3 g
- Eiweiß: 11 g

Zubereitungszeit: ca. 30 Minuten

Zubereitung:

1. Den Backofen auf 220°C vorheizen. Die Tomaten waschen und mit eir Esslöffel Öl in eine Auflaufform geben. Durchheben, dann im Ofe Minuten rösten, bis die Tomaten weich sind und die Haut aufplatz Minuten ruhen lassen.
2. Währenddessen den Couscous in eine hitzebeständige Schüssel geben. kochendem Wasser übergießen, abdecken und 8-10 Minuten que lassen. Mit einer Gabel auflockern.
3. Die Tomaten samt Flüssigkeit, Pinienkerne, Minze, Zitronenschale und - und das restliche Öl zum Couscous geben. Mit Salz und Pfe abschmecken, dann sanft durchheben.
4. Warm oder kalt servieren und genießen.

60. Feldsalat mit gebratenen Champignons

Zutaten für 2 Portionen:

- 100 g braune Champignons
- 1 EL Zitronensaft
- 1 EL Butterschmalz
- Jodsalz, Pfeffer
- ½ Bund Petersilie
- 1 Knoblauchzehe
- 100 g Feldsalat
- 1 EL Himbeeressig
- 2 EL Sonnenblumenöl
- 1 EL Kürbiskerne

Nährwertangaben pro Portion:

- Kalorien: 98 kcal
- Kohlenhydrate: 1 g
- Fett: 8 g
- Eiweiß: 2 g

Zubereitungszeit: ca. 20 Minuten

Zubereitung:

1. Die Champignons putzen, feucht abreiben und halbieren. Mit dem Zitronensaft beträufeln und im heißen Butterschmalz unter Rühren 2 Minuten schmoren. Mit Salz und Pfeffer würzen.
2. Die Petersilie waschen, trocken schütteln und die Blättchen hacken. Die Knoblauchzehe abziehen, zerdrücken und mit der Petersilie unter die Champignons heben.
3. Den Feldsalat waschen, trocken schütteln, putzen und in einer Schüssel mit einem Dressing aus Himbeeressig, dem Sonnenblumenöl, Salz und Pfeffer mischen. Anschließend auf zwei Tellern anrichten.
4. Die Kürbiskerne in einer Pfanne ohne Fett anrösten. Die Pilze auf dem Salat verteilen, mit den Kürbiskernen garnieren und genießen.

Vegetarische Hauptgerichte

61. Gebratene Spaghetti mit Möhren und Zucchini

Zutaten für 2 Portionen:

- 3 Möhren
- 1 Zucchini
- 250 g Vollkornspaghetti
- 1-2 EL Sesamöl
- 1 TL Sesamsamen
- ½ Limette
- ½ Bund Koriander
- Jodsalz, Pfeffer

Nährwertangaben pro Portion:

- Kalorien: 585,5 kcal
- Kohlenhydrate: 90,5 g
- Fett: 14,7 g
- Eiweiß: 19,0 g

Zubereitungszeit: ca. 30 Minuten

Zubereitung:

1. Die Möhren waschen, bei Bedarf schälen. Die Zucchini waschen und die Enden entfernen. Beides fein raspeln.
2. Die Spaghetti nach Packungsanleitung in Salzwasser kochen und bissfest abgießen.
3. Währenddessen das Sesamöl in einer Pfanne erhitzen und die Gemüseraspeln darin anbraten. Mit Salz und Pfeffer würzen.
4. Die Spaghetti zu dem Gemüse in die Pfanne geben und für einige Minuten unter Rühren anbraten. Bei Bedarf erneut mit Salz und Pfeffer würzen. Eine halbe Limette über der Pfanne auspressen.
5. Den Sesam in einer Pfanne ohne Fett kurz anrösten. Den Koriander waschen, trocken schütteln und grob hacken.
6. Die Pasta mit Sesam und gehacktem Koriander bestreut servieren und genießen.

62. Zucchini-Puffer mit Dip

Zutaten für 2 Portionen:

- 250 g Zucchini
- 2 Zwiebeln
- 25 g geriebener Käse
- 1 Ei
- 25 g Vollkornmehl
- 1 EL gemahlene Mandeln
- 3 EL Olivenöl
- 200 g fettarmer Joghurt
- 1 Knoblauchzehe
- 1 TL Zitronensaft
- 25 g Oliven
- 2 EL roter Balsamicoessig
- 300 g Kirschtomaten
- Jodsalz, Pfeffer

Nährwertangaben pro Portion:

- Kalorien: 528,9 kcal
- Kohlenhydrate: 31,6 g
- Fett: 35,1 g
- Eiweiß: 17,7 g

Zubereitungszeit: ca. 35 Minuten

Zubereitung:

1. Die Zucchini waschen, die Enden entfernen und fein raspeln. Die Zwiek abziehen, würfeln und die Hälfte zur Seite stellen. Zusammen mit Käse Mehl und Mandeln mischen, salzen und pfeffern und kurz quellen lasse
2. Währenddessen Oliven abtropfen lassen und klein hacken. Knoblauchzehe abziehen, pressen und mit Joghurt, Zitronensaft und Oli zum Dip mischen.
3. Für den Salat die Tomaten waschen und halbieren, mit beiseitegestellten Zwiebel und dem Balsamicoessig, dem Olivenöl so Salz und Pfeffer abschmecken.
4. In einer beschichten Pfanne etwas Öl erhitzen und die Zucchini-Ma esslöffelweise hineingeben, plattdrücken und bei mittlerer Hitze goldbraunen Puffern braten. Zusammen mit dem Dip und dem S servieren und genießen.

63. Schnelle Kartoffeln mit Quark

Zutaten für 2 Portionen:

- 400 g Drillinge
- 4 EL Olivenöl
- 250 g Magerquark
- 100 g fettarmer Joghurt
- ½ Bund Schnittlauch
- Jodsalz, Pfeffer

Nährwertangaben pro Portion:

- Kalorien: 550,6 kcal
- Kohlenhydrate: 43,7 g
- Fett: 30,2 g
- Eiweiß: 22,1 g

Zubereitungszeit: ca. 55 Minuten (inkl. 45 Minuten Backzeit)

Zubereitung:

1. Den Backofen auf 200°C Ober-/Unterhitze vorheizen.
2. Die Kartoffeln putzen, bis zur Hälfte einschneiden und in einer Schüssel mit Öl, Salz und Pfeffer marinieren.
3. Die eingeschnittenen Kartoffeln in eine Auflaufform geben und im Ofen bei 200°C Ober-/Unterhitze für 45 Minuten knusprig backen.
4. Den Schnittlauch waschen, trocken schütteln und in Röllchen schneiden. Den Quark und Joghurt vermengen, den Schnittlauch unterheben und mit Salz und Pfeffer abschmecken.
5. Die Kartoffeln mit dem Dip anrichten und genießen.

64. Gebratene Gnocchi mit Grünkohl

Zutaten für 2 Portionen:

- 200 g Grünkohl
- 1 EL Pinienkerne
- 400 g Gnocchi
- 1 rote Zwiebel
- 3 EL Rapsöl
- 30 g Butter
- 1 EL Sultaninen
- Jodsalz, Pfeffer

Nährwertangaben pro Portion:

- Kalorien: 626,7 kcal
- Kohlenhydrate: 71,1 g
- Fett: 30,1 g
- Eiweiß: 13,6 g

Zubereitungszeit: ca. 20 Minuten

Zubereitung:

1. Den Grünkohl putzen, waschen und gut abtropfen lassen. Anschließen feine Streifen schneiden. Die Pinienkerne in einer Pfanne ohne goldbraun rösten. Die Gnocchi nach Packungsanweisung in kochenc Salzwasser garen, in ein Sieb abgießen und abtropfen lassen.
2. Die Zwiebel abziehen und in Spalten schneiden. Öl und Butter in ei großen beschichten Pfanne erhitzen und die Zwiebel glasig düns Anschließend den Grünkohl bei starker Hitze für 5 Minuten eben anbraten.
3. Die Sultaninen und Gnocchi der Pfanne hinzufügen und u gelegentlichem Schwenken fertig braten. Mit Salz und Pfe abschmecken.
4. Die Gnocchi in tiefen Tellern anbraten und mit Pinienkernen bestre servieren und genießen.

65. Risotto mit Birnenspalten

Zutaten für 2 Portionen:

- 1 Knoblauchzehe
- 2 Zwiebeln
- 2 EL Olivenöl
- 600 ml Gemüsebrühe
- 150 g Risotto-Reis
- 150 g Bohnen
- 20 g Walnusskerne
- 30 g Parmesan
- ½ Bund Basilikum
- Jodsalz, Pfeffer

Nährwertangaben pro Portion:

- Kalorien: 615,2 kcal
- Kohlenhydrate: 68,8 g
- Fett: 25,7 g
- Eiweiß: 22,9 g

Zubereitungszeit: ca. 40 Minuten

Zubereitung:

1. Knoblauch und Zwiebeln abziehen und hacken. Bohnen waschen, Enden abschneiden und vierteln.
2. Die Gemüsebrühe aufsetzen.
3. In einem großen Topf einen Esslöffel Öl erhitzen, Knoblauch und Zwiebeln darin anbraten. Bei mittlerer Hitze den Reis hinzufügen, kurz anbraten und dann die Bohnen ebenfalls mit braten.
4. Mit einem Drittel der Gemüsebrühe den Reis ablöschen und weiterköcheln, bis die Brühe aufgesogen ist, dann erneut Brühe hinzufügen und weiter köcheln lassen. Das wird wiederholt bis die Brühe aufgebraucht ist. Das Risotto regelmäßig umrühren.
5. Die Walnüsse grob hacken und dann in einer kleinen Pfanne ohne Fett anrösten. Den Parmesan fein hobeln. Das Basilikum waschen, trocken schütteln und Blätter hacken.
6. Am Ende der Garzeit Parmesan unter das Risotto rühren.
7. Auf Tellern verteilen, mit Walnüssen und Basilikum garnieren und genießen.

66. Tagliatelle mit Spinat-Walnuss-Pesto

Zutaten für 2 Portionen:

- 40 g Walnusskerne
- 300 g Blattspinat
- 2 Knoblauchzehen
- 20 g Pecorino Käse
- 1 EL Walnussöl
- 1 Zwiebel
- 1 EL Olivenöl
- 200 g Bandnudeln
- geriebene Muskatnuss
- Jodsalz, Pfeffer

Nährwertangaben pro Portion:

- Kalorien: 622 kcal
- Kohlenhydrate: 66 g
- Fett: 27 g
- Eiweiß: 20 g

Zubereitungszeit: ca. 40 Minuten

Zubereitung:

1. Die Walnüsse in einer beschichten Pfanne ohne Fett anrösten und abkü lassen. Den Spinat putzen, waschen und in einem Sieb abtropfen las Den Knoblauch abziehen und fein würfeln.
2. 30 g der Nüsse, eine gute Handvoll Spinatblätter, eine Knoblauchzehe, Pecorino und das Walnussöl im Standmixer pürieren und mit Salz Pfeffer abschmecken.
3. Die Zwiebel abziehen, würfeln und mit der zweiten gehack Knoblauchzehe im Olivenöl in einer Pfanne andünsten. Den restlic Spinat zugeben, zugedeckt zusammenfallen lassen und mit Salz, Pfeffer Muskat würzen.
4. Die Nudeln nach Packungsanleitung bissfest garen und abgießen. Drei vier Esslöffel des Wassers auffangen und mit dem Pesto unter die Nu mischen.
5. Die Nudeln mit dem Spinat anrichten und genießen.

67. Blumenkohl mit Kartoffelkruste

Zutaten für 2 Portionen:

- 500 g Blumenkohl
- 1 Zwiebel
- 1 Knoblauchzehe
- 2 EL Sonnenblumenöl
- 100 ml Gemüsebrühe
- 300 g Kartoffeln
- 100 ml Schlagsahne
- gemahlene Muskatnuss
- 1 TL Majoran
- 30 g gehobelte Mandelkerne
- Jodsalz, Pfeffer

Nährwertangaben pro Portion:

- Kalorien: 577,9 kcal
- Kohlenhydrate: 41,1 g
- Fett: 37,2 g
- Eiweiß: 15,4 g

Zubereitungszeit: ca. 70 Minuten (inkl. 45 Minuten Garzeit)

Zubereitung:

1. Blumenkohl von den Blättern befreien, Strunk abschneiden und in Röschen schneiden, abspülen und abtropfen lassen. Zwiebel und Knoblauch abziehen und würfeln.
2. Öl in einer Pfanne erhitzen, die Zwiebel glasig dünsten. Anschließend Knoblauch, Blumenkohl und Majoran hinzugeben und anschwitzen.
3. Währenddessen die Gemüsebrühe aufsetzen und damit den Kohl ablöschen, aufkochen und zugedeckt für ca. 4 Minuten schmoren lassen.
4. Die Sahne mit Salz, Pfeffer und geriebener Muskatnuss würzen. Den Backofen auf 200°C Ober-/Unterhitze vorheizen. Eine feuerfeste Auflaufform fetten.
5. In der Zwischenzeit Kartoffeln schälen, abspülen, abtropfen lassen und auf einer Küchenreibe grob raspeln. Geraspelte Kartoffeln gut ausdrücken.
6. Blumenkohl in die gefettete Auflaufform geben und geraspelte Kartoffeln darüber verteilen. Alles mit Sahne begießen und im Ofen ca. 40 Minuten backen. 5 Minuten vor Garzeitende gehobelte Mandeln auf der Kartoffelkruste verteilen.
7. Anschließend servieren und genießen.

68. Polenta-Pizza mit Rucola und Tomat

Zutaten für 2 Portionen:

- 600 ml Gemüsebrühe
- 1 TL Jodsalz
- 2 EL Sojasauce
- 2 TL getrockneter Oregano
- 250 g Polenta
- 2 Tomaten
- 1 Zucchini
- 50 g Champignons
- 10 schwarze Oliven
- 4 EL Tomatenmark
- 10 g Pinienkerne
- 100 g Rucola

Nährwertangaben pro Portion:

- Kalorien: 645 kcal
- Kohlenhydrate: 106 g
- Fett: 14,7 g
- Eiweiß: 18 g

Zubereitungszeit: ca. 40 Minuten

Zubereitung:

1. Die Gemüsebrühe aufsetzen und mit Salz, Oregano und Sojasauce misch Sobald die Brühe kocht, die Polenta unterrühren, erneut kurz aufkoc und beiseitestellen. Für ca. 5 Minuten quellen lassen.
2. Anschließend die Polenta auf einem Backblech verteilen und für ca. Minuten fest werden lassen.
3. Den Ofen auf 180°C Ober-/Unterhitze vorheizen.
4. Die Tomaten und Zucchini waschen, Pilze putzen, Oliven abtropfen las Alles in Scheiben schneiden.
5. Das Tomatenmark auf die Polenta streichen und wie eine Pizza mit Gemüsescheiben und Oliven belegen.
6. Die Pinienkerne in einer Pfanne ohne Fett anrösten und über den B streuen.
7. In der Ofenmitte ca. 15 Minuten backen. Den Rucola verlesen, wasch trocken schütteln und damit die Pizza garnieren.
8. Anschließend servieren und genießen.

69. Vollkornreis-Gemüse-Pfanne

Zutaten für 2 Portionen:

- 150 g Vollkornreis
- 400 ml Gemüsebrühe
- 2 Frühlingszwiebeln
- 1 rote Paprikaschote
- 2 Möhren
- 1 Staudensellerie
- ½ Bund Petersilie
- 1 Knoblauchzehe
- 50 g saure Sahne
- Jodsalz, Pfeffer

Nährwertangaben pro Portion:

- Kalorien: 424 kcal
- Kohlenhydrate: 79 g
- Fett: 4 g
- Eiweiß: 9 g

Zubereitungszeit: ca. 25 Minuten

Zubereitung:

1. Walnüsse in einer Pfanne ohne Fett anrösten. Den Spinat putzen, waschen und in einem Sieb abtropfen lassen. Knoblauch abziehen und fein würfeln.
2. Den Reis mit der Gemüsebrühe für 10 Minuten bei mittlerer Hitze köcheln.
3. Die Frühlingszwiebeln waschen und in Ringe schneiden. Die Paprika waschen, entkernen und würfeln. Die Möhren waschen, bei Bedarf schälen und in Scheiben schneiden. Den Staudensellerie putzen und in Scheiben schneiden.
4. Die weißen Ringe der Zwiebel in einer Pfanne glasig dünsten. Den Knoblauch hinzugeben und ebenfalls andünsten. Das weitere Gemüse hinzufügen und dünsten.
5. Das Gemüse dem Reis hinzufügen und zusammen für ca. weitere 10 Minuten köcheln lassen. Die Petersilie waschen, trocken schütteln und grob hacken.
6. Den Reis mit der sauren Sahne anrichten, mit der Petersilie bestreuen und genießen.

70. Butternut-Kürbis-Parmigiana

Zutaten für 2 Portionen:

- 1 Butternut-Kürbis
- 1 Zwiebel
- 1 Knoblauchzehe
- 2 EL Olivenöl
- 1 Dose gehackte Tomaten
- 40 g Parmesan
- 125 g Mozzarella
- 1 Zweig Rosmarin
- 25 g Semmelbrösel
- Jodsalz, Pfeffer

Nährwertangaben pro Portion:

- Kalorien: 646 kcal
- Kohlenhydrate: 52,6 g
- Fett: 34,2 g
- Eiweiß: 28,4 g

Zubereitungszeit: ca. 115 Minuten (inkl. 45 Minuten Backzeit)

Zubereitung:

1. Kürbis schälen, halbieren und entkernen. Das Fruchtfleisch der einen Hä fein würfeln. Die andere Hälfte in dünne Scheiben schneiden und mit bestreuen.
2. Zwiebel und Knoblauch abziehen und fein hacken. Einen Esslöffel Olive in einem Topf erhitzen und Zwiebeln und Knoblauch darin 2-3 Minu dünsten. Tomaten zugeben und mit Salz und Pfeffer würzen. Tomatensa ca. 15 Minuten bei mittlerer Hitze einkochen lassen.
3. Kürbisscheiben mit ca. einem Esslöffel Olivenöl in einer Pfanne goldbr braten. Auf Küchenpapier abtropfen lassen.
4. Parmesan fein reiben. Mozzarella fein würfeln. Rosmarinnadeln abstre und grob hacken. Eine Auflaufform mit etwas Olivenöl einstreichen und wenig Semmelbröseln ausstreuen.
5. Abwechselnd Kürbisscheiben, Semmelbrösel, Tomatensauce, Kürbiswü Parmesan, Mozzarella und Rosmarin in der Form schichten. Mit Parme Mozzarella und Semmelbröseln abschließen.
6. Im vorgeheizten Backofen bei 200°C für 40-45 Minuten goldbraun back
7. Anschließend servieren und genießen.

71. Klassische Ratatouille-Lasagne

Zutaten für 2 Portionen:

- 2 Paprikaschoten
- ½ Zucchini
- ½ Aubergine
- 2 Tomaten
- 1 Zwiebel
- 3 EL Walnussöl
- 20 ml Rotweinessig
- 200 ml Gemüsebrühe
- Lasagneblätter
- 200 g geriebener Käse
- 50 ml Olivenöl
- 50 g Paniermehl
- Jodsalz, Pfeffer

Nährwertangaben pro Portion:

- Kalorien: 517 kcal
- Kohlenhydrate: 66 g
- Fett: 19 g
- Eiweiß: 16 g

Zubereitungszeit: ca. 55 Minuten (inkl. 35 Minuten Backzeit)

Zubereitung:

1. Das Gemüse waschen, putzen und würfeln. Die Zwiebel abziehen und fein hacken. Alles zusammen in einer Pfanne mit dem Walnussöl anbraten.
2. Die Gemüsebrühe ansetzen und zusammen mit dem Rotweinessig das Gemüse ablöschen. Alles zusammen für 5 Minuten köcheln. Mit Salz und Pfeffer würzen.
3. Den Backofen auf 180°C Ober-/Unterhitze vorheizen. Eine Auflaufform einfetten und eine Schicht Lasagneblätter auslegen. Dann abwechselnd Gemüse und Lasagneblätter schichten. Die letzte Schicht sollte Gemüse sein, darauf den Käse verteilen.
4. Das Olivenöl mit dem Paniermehl mischen und über den Auflauf geben. Auf der mittleren Schiene 35 Minuten backen.
5. Anschließend servieren und genießen.

72. Minikürbisse mit Sahne-Pilz-Füllung

Zutaten für 2 Portionen:

- 2 verschiedene kleine Kürbis
- 1 EL Sonnenblumenöl
- 500 g Pfifferlinge
- 1 TL Butter
- 1 Knoblauchzehe
- 150 ml Schlagsahne
- 100 g geriebener Edamer
- 1 Ei
- 1 Prise Muskat
- Jodsalz, Pfeffer

Nährwertangaben pro Portion:

- Kalorien: 588,4 kcal
- Kohlenhydrate: 16,1 g
- Fett: 45,1 g
- Eiweiß: 25,1 g

Zubereitungszeit: ca. 70 Minuten (inkl. 45 Minuten Backzeit)

Zubereitung:

1. Den Backofen auf 200°C Umluft vorheizen.
2. Die Minikürbisse putzen, Deckel abschneiden oder halbieren aushöhlen. Die Kürbisse mit Öl bepinseln und auf ein geöltes Blech le Im Backofen 30 Minuten backen.
3. Die Pilze putzen und in kleine Streifen schneiden. Die Butter in einer gro Pfanne erhitzen und die Pilze darin 5 Minuten anbraten.
4. Die Knoblauchzehe abziehen, grob hacken und zu den Pilzen geben. \ Herd nehmen und mit der Sahne aufgießen. Den geriebenen Käse und Ei zugeben und mit Salz, Pfeffer und Muskat würzen.
5. Anschließend die Füllung in die Kürbisse füllen und nochmals 15 Minu backen.
6. Zuletzt servieren und genießen.

73. Cremige Polenta mit Balsamico-Pilzen und Spinat

Zutaten für 2 Portionen:

- 500 g Steinpilze
- 1 Zwiebel
- 1 Knoblauchzehe
- 200 g Blattspinat
- 500 ml fettarme Milch
- 500 ml Gemüsebrühe
- 150 g Polenta
- 50 g Parmesan
- 80 g Butter
- 50 g Haselnusskerne
- 2 EL Balsamicoessig

Nährwertangaben pro Portion:

- Kalorien: 1017,3 kcal
- Kohlenhydrate: 85,3 g
- Fett: 53,9 g
- Eiweiß: 40,7 g

Zubereitungszeit: ca. 25 Minuten

Zubereitung:

1. In einem Topf die Gemüsebrühe aufsetzen und die Polenta langsam einrühren. Gut verrühren, vom Herd nehmen und 10 Minuten garen lassen. Anschließend den Parmesan reiben und unterrühren.
2. Die Haselnusskerne grob hacken und in einer Pfanne ohne Fett anrösten.
3. Die Butter in einer Pfanne erhitzen. Währenddessen die Zwiebel und den Knoblauch abziehen, grob hacken und in der Pfanne anbraten. Die Pilze putzen und halbieren und ebenfalls in die Pfanne geben und anbraten. Mit dem Essig ablöschen. Den Spinat waschen, trocken schütteln und kurz mit in der Pfanne erwärmen, bis er einfällt.
4. Die Polenta in eine kleine Schüssel geben und auf den Tellern verkehrt herum stürzen. Mit der Pilz-Spinat-Masse anrichten, mit den gerösteten Haselnüssen bestreuen, servieren und genießen.

74. Kürbis-Kartoffel-Auflauf

Zutaten für 2 Portionen:

- 300 g Hokkaidokürbis
- 200 g festkochende Kartoffeln
- 3 EL Sonnenblumenöl
- ½ Bund Petersilie
- 3 Eier
- 3 EL fettarme Milch
- 1 Prise frische Muskatnuss
- Jodsalz, Pfeffer

Nährwertangaben pro Portion:

- Kalorien: 391,5 kcal
- Kohlenhydrate: 40 g
- Fett: 18,9 g
- Eiweiß: 12,5 g

Zubereitungszeit: ca. 55 Minuten (inkl. 30 Minuten Backzeit)

Zubereitung:

1. Kürbis putzen, halbieren, entkernen und in Spalten schnei Anschließend in dünne Scheiben schneiden. Kartoffeln schälen und auc dünne Scheiben schneiden.
2. Einen Esslöffel Öl in einer beschichteten Pfanne erhitzen und Kürbisscheiben darin 5 Minuten anbraten, salzen, pfeffern herausnehmen. Einen Esslöffel Öl in der Pfanne erhitzen und Kartoffelscheiben rundherum anbraten, salzen, pfeffern und bei milder mittlerer Hitze zugedeckt 10 Minuten dünsten. Kürbis untermischen weitere 5 Minuten zugedeckt garen.
3. Währenddessen Petersilie waschen, trocken schütteln und hacken. Eier Milch in einem Gefäß verrühren und mit Salz, Pfeffer und Muskat würz
4. Die Petersilie zu den Kartoffel- und Kürbisscheiben geben und in eine einem Esslöffel Öl bestrichene Auflaufform geben. Eiermilch über Gemüse gießen und in der Ofenmitte bei 180°C 20–30 Minuten stoc lassen. Anschließend servieren und genießen.

75. Pasta mit Rote-Linsen-Sauce

Zutaten für 2 Portionen:

- 1 Zwiebel
- 2 EL Olivenöl
- 250 g Rote Linsen
- 500 ml Passierte Tomaten
- 300 ml Gemüsebrühe
- 250 g Vollkornspaghetti
- 100 g grüne Bratpaprika (Pimientos)

Nährwertangaben pro Portion:

- Kalorien: 1134,1 kcal
- Kohlenhydrate: 179,4 g
- Fett: 19 g
- Eiweiß: 54 g

Zubereitungszeit: ca. 40 Minuten

Zubereitung:

1. Die Zwiebel abziehen und fein würfeln. In einem Topf die Gemüsebrühe ansetzen.
2. In einem anderen Topf das Öl erhitzen und die Zwiebeln glasig dünsten. Die roten Linsen hinzufügen und kurz mit dünsten. Anschließend mit der Gemüsebrühe und der Passata ablöschen. Für 30 Minuten auf niedriger Hitze köcheln lassen.
3. Währenddessen die Spaghetti nach Packungsbeilage zubereiten. Die Paprika waschen und trocknen. In einer Pfanne ohne Fett die Paprika scharf anbraten.
4. Die Spaghetti auf die Teller anrichten, die Linsen-Sauce darauf verteilen, mit den Paprikaschoten garnieren und genießen

76. Pasta-Wirsing-Pfanne

Zutaten für 2 Portionen:

- 140 g Vollkorn-Spirelli
- 300 g Wirsing
- 1 Zwiebel
- 100 g Walnusskerne
- 1 EL Olivenöl
- 100 ml Gemüsebrühe
- ½ TL geriebene Muskatnuss
- Jodsalz, Pfeffer

Nährwertangaben pro Portion:

- Kalorien: 665 kcal
- Kohlenhydrate: 55 g
- Fett: 39 g
- Eiweiß: 22 g

Zubereitungszeit: ca. 30 Minuten

Zubereitung:

1. Die Pasta nach Packungsanweisung bissfest garen, abgießen und abtropfen lassen.
2. Währenddessen den Wirsing waschen, putzen und in feine Streifen schneiden. Die Zwiebel abziehen und würfeln.
3. Die Gemüsebrühe aufsetzen.
4. In einer Pfanne das Öl erhitzen und die Zwiebeln darin andünsten. Den Wirsing hinzufügen und für 1-2 Minuten ebenfalls andünsten. Mit der Gemüsebrühe ablöschen und für 5 Minuten bei leichter Hitze einköcheln.
5. Währenddessen die Walnusskerne grob hacken und in einer Pfanne ohne Fett anrösten.
6. Anschließend die Nudeln untermischen und mitköcheln lassen, bis sie gut erwärmt sind. Mit Salz, Pfeffer und Muskat würzen und mit den gerösteten Walnüssen bestreuen und genießen.

77. Cremige Polenta mit Mangold

Zutaten für 2 Portionen:

- 30 g Rosinen
- 175 ml fettarme Milch
- 2 Zweige Thymian
- 1 Knoblauchzehe
- 3 EL Olivenöl
- 100 g Polenta
- 1 EL Pinienkerne
- 5 Kirschtomaten
- 250 g Mangold
- 1 Zwiebel
- 20 g Parmesan
- jodiertes Meersalz, Pfeffer

Nährwertangaben pro Portion:

- Kalorien: 599 kcal
- Kohlenhydrate: 63,6 g
- Fett: 28,4 g
- Eiweiß: 18,2 g

Zubereitungszeit: ca. 50 Minuten (inkl. 35 Minuten Einweich- und Quellzeit)

Zubereitung:

1. Die Rosinen in Wasser ca. 15 Minuten einweichen, dann in einem Sieb abgießen, vorsichtig ausdrücken. Knoblauchzehe abziehen, fein hacken.
2. Währenddessen die Milch und 175 ml Wasser mit dem Thymian, Knoblauch und Öl aufkochen. Polenta einrühren, kurz aufkochen, vom Herd nehmen und für ca. 20 Minuten quellen lassen.
3. Pinienkerne in einer Pfanne ohne Fett goldbraun anrösten.
4. Die Kirschtomaten waschen und halbieren. Mangold unter fließendem kaltem Wasser abbrausen, trocken schütteln und in Streifen schneiden. Zwiebel abziehen und würfeln.
5. In einer Pfanne Öl erhitzen, die Zwiebel glasig dünsten. Mangold und Tomaten zugeben und für ca. 2 Minuten ebenfalls andünsten. Rosinen zugeben, mit Salz und Pfeffer abschmecken.
6. Parmesan reiben und der Polenta unterheben. Die Polenta mit Gemüse anrichten, mit Pinienkernen bestreuen und genießen.

78. Topinambur-Tarte mit Möhren und Pastinaken

Zutaten für 2 Portionen:

- 500 g Topinambur
- 250 g Pastinaken
- 250 g Möhren
- 2 EL Olivenöl
- 100 ml Mineralwasser
- 6 Filoteigblätter (à 31 x 30 cm)
- 30 g Orangenmarmelade
- Jodsalz, Pfeffer

Nährwertangaben pro Portion:

- Kalorien: 707,4 kcal
- Kohlenhydrate: 115,7 g
- Fett: 18,8 g
- Eiweiß: 13,1 g

Zubereitungszeit: ca. 120 Minuten (inkl. 90 Minuten Backzeit)

Zubereitung:

1. Topinambur putzen, in Alufolie legen, mit Salz bestreuen und einwickeln. Im Backofen bei 180°C für 80 Minuten garen.
2. Währenddessen Pastinaken und Möhren putzen, schälen und würfeln.
3. Möhren und Pastinaken mit einem Esslöffel Öl in einem Topf scharf anbraten, mit Mineralwasser ablöschen und zugedeckt bei leichter Hitze 15 Minuten garen. Mit Salz und Pfeffer würzen. Gemüse abgießen und den Fonds beiseitestellen.
4. Drei Teigblätter mit Öl bepinseln, aufeinanderlegen und in eine eckige Tarte-Form mit herausnehmbarem Boden legen. Die restlichen Teigblätter bepinseln und auf den Teig in die Form legen. Überlappenden Teig bis auf 1 cm Rand abschneiden und in die Form legen. Erneut mit Öl bepinseln.
5. Topinambur aus dem Ofen nehmen, auswickeln, abkühlen lassen, pellen, klein schneiden und pürieren, mit Salz und Pfeffer würzen.
6. Topinambur-Creme in der Tarte-Form verteilen. Gemüse darauf verteilen und mit dem Gemüse-Fond bedecken. Tarte im vorgeheizten Backofen bei 220°C 10 Minuten backen.
7. Inzwischen Marmelade mit einem Esslöffel Wasser erwärmen, Tarte damit beträufeln. Anschließend servieren und genießen.

79. Nudel-Auberginen-Risotto

Zutaten für 2 Portionen:

- 1 Bund Frühlingszwiebeln
- 3 EL ÖL
- 1 Aubergine
- 150 g Risoni Nudeln
- 500 ml Gemüsebrühe
- 150 g Schafskäse
- ½ Bund Petersilie

Nährwertangaben pro Portion:

- Kalorien: 677,3 kcal
- Kohlenhydrate: 68,2g
- Fett: 31,7 g
- Eiweiß: 25,7 g

Zubereitungszeit: ca. 25 Minuten

Zubereitung:

1. Die Frühlingszwiebeln putzen, in feine Ringe schneiden. Aubergine waschen, Enden abschneiden, längs halbieren und würfeln.
2. Einen Esslöffel Öl in einem Topf erhitzen. Das Weiße der Frühlingszwiebeln darin bei mittlerer Hitze 2 Minuten dünsten. Risoni Nudeln zugeben und unter Rühren kurz mit dünsten.
3. Währenddessen die Gemüsebrühe aufsetzen und damit die Nudeln ablöschen. Dann für 10–15 Minuten kochen und gelegentlich umrühren.
4. Zwei Esslöffel Öl in einer Pfanne erhitzen. Auberginenwürfel darin bei starker Hitze 5 Minuten braten. Mit Salz und Pfeffer würzen.
5. Schafskäse zerbröseln. Petersilie waschen, trocken schütteln und die Blätter von den Stielen zupfen und hacken.
6. Ein Drittel des Käses unter die Nudeln mischen. Mit Salz und Pfeffer würzen. Die Nudeln mit den Auberginenwürfeln und grünen Frühlingszwiebelringen und Petersilie bestreuen und genießen.

80. Rosenkohl-Möhren-Auflauf

Zutaten für 2 Portionen:

- 2 Eier
- 100 ml fettarme Milch
- 100 g Dinkelmehl Type 630
- 1 TL getrockneter Oregano
- 2 TL Butter
- 200 g Rosenkohl
- 200 g Möhren
- 2 TL grob gehackte Petersilie
- Jodsalz, Pfeffer

Nährwertangaben pro Portion:

- Kalorien: 342,9 kcal
- Kohlenhydrate: 45,2 g
- Fett: 9,5 g
- Eiweiß: 16,8 g

Zubereitungszeit: ca. 65 Minuten (inkl. 50 Minuten Quell- und Backzeit)

Zubereitung:

1. Das Ei trennen. Eigelb, Milch, Mehl, Oregano, etwas Salz und Pfeffer verrühren.
2. Butter in einer Pfanne erwärmen und dem Teig unterrühren. Für 20 Minuten ruhen lassen.
3. Rosenkohl putzen, den Strunk kreuzweise einschneiden. Möhren waschen, bei Bedarf schälen und längs vierteln.
4. Rosenkohl in kochendem Salzwasser 10 Minuten garen, Möhren nach 4 Minuten zugeben und ebenfalls garen. Anschließend abgießen und gut abtropfen lassen.
5. Den Ofen auf 200°C vorheizen. Das Eiweiß und eine Prise Salz steif schlagen und unter den Teig heben.
6. Die Hälfte des Gemüses in eine Auflaufform geben, Teig darüber geben und mit restlichem Gemüse belegen. Im heißen Ofen auf der untersten Schiene 25-30 Minuten backen.
7. Mit Petersilie bestreut servieren und genießen.

81. Vollkornpizza aus der Pfanne

Zutaten für 2 Portionen:

- 60 g Dinkelvollkornmehl
- 65 g Dinkelmehl
- 2 TL Trockenhefe
- 80 ml Wasser
- 3 EL Olivenöl
- 1 Aubergine
- 1 grüne Paprikaschote
- 1 Zwiebel
- 1 Knoblauchzehe
- 1 Dose gestückelte Tomaten
- 1 Mozzarella
- Jodsalz, Pfeffer

Nährwertangaben pro Portion:

- Kalorien: 542 kcal
- Kohlenhydrate: 60 g
- Fett: 18 g
- Eiweiß: 26 g

Zubereitungszeit: ca. 55 Minuten (inkl. 30 Minuten Ruhezeit)

Zubereitung:

1. Mehl und Hefe vermengen, mit Wasser zu einem Teig verrühren und für mindestens 30 Minuten gehen lassen.
2. Währenddessen Aubergine waschen, Enden entfernen und in Scheiben schneiden. Paprika waschen, entkernen und würfeln. In einer Pfanne etwas Öl erhitzen und Aubergine und Paprika anbraten. Beiseitestellen.
3. Zwiebel und Knoblauch abziehen, würfeln und in einer Pfanne mit Öl anbraten. Mit den Tomaten ablöschen und einköcheln lassen.
4. Inzwischen den Teig teilen, zu zwei Fladen ausrollen und in einer Pfanne mit wenig Öl bei mittlerer Stufe ausbacken lassen.
5. Den Mozzarella abtropfen lassen, in Scheiben schneiden. Das Basilikum waschen, trocken schütteln. Den Pizzaboden mit der Tomaten-Masse bestreichen, mit dem Gemüse belegen und mit Mozzarella und Basilikum garnieren.

82. Gefüllte Paprika mit Falafel

Zutaten für 2 Portionen:

- 150 g Spinat
- 2 Paprikaschoten
- 1 Glas Kichererbsen
- 1 TL Paprikapulver
- 2 EL Pinienkerne
- ½ Bund Minze
- 100 g Cashewmus
- Jodsalz, Pfeffer

Nährwertangaben pro Portion:

- Kalorien: 500 kcal
- Kohlenhydrate: 36 g
- Fett: 30 g
- Eiweiß: 21 g

Zubereitungszeit: ca. 155 Minuten (inkl. 120 Minuten Auftauzeit)

Zubereitung:

1. Den Spinat auftauen lassen, ausdrücken und das Wasser wegschütten.
2. Die Paprika waschen, halbieren und entkernen. Die Kichererbsen abgießen, spülen und abtropfen lassen.
3. Den Backofen auf 200°C vorheizen.
4. Währenddessen die Kichererbsen mit dem Blattspinat grob pürieren und mit dem Paprikapulver, Salz und Pfeffer würzen. Die Paprika von außen und innen mit etwas Olivenöl bepinseln, dann das Püree gleichmäßig in die Hälften verteilen. Die Paprika für 20 Minuten in den Ofen schieben.
5. Dann die Pinienkerne in einer Pfanne ohne Fett anrösten. Die Minze waschen, trocken schütteln und fein hacken. Zusammen mit 100 ml Wasser und dem Cashewmus kurz erwärmen, die Pinienkerne unterheben. Mit Salz und Pfeffer würzen.
6. Die Paprika mit der Pinienkernen-Cashew-Sauce beträufeln und genießen.

83. Blumenkohl-Kokos-Curry

Zutaten für 2 Portionen:

- 200 g Kartoffeln
- ½ Blumenkohl
- 1 Aubergine
- 30 g Ingwer
- 2 Peperoni
- 1 rote Zwiebel
- 50 g Cashewkerne
- 2 EL Sonnenblumenöl
- 1 TL Currypulver
- 150 ml Kokosmilch
- 1 TL Speisestärke
- 50 ml fettarmer Joghurt
- 1 EL Limettensaft
- 2 Stängel Koriander

Nährwertangaben pro Portion:

- Kalorien: 531,9 kcal
- Kohlenhydrate: 42,4 g
- Fett: 32,9 g
- Eiweiß: 12,7 g

Zubereitungszeit: ca. 90 Minuten (inkl. 70 Minuten Gar- und Ruhezeit)

Zubereitung:

1. Kartoffeln putzen, bissfest garen. Anschließend pellen und grob würfeln. Blumenkohl putzen, in kleine Röschen teilen, spülen und für 5 Minuten garen. Abgießen und beiseitestellen.
2. Aubergine waschen, Enden entfernen und würfeln. Mit etwas Salz mischen und für 30 Minuten ziehen lassen. Anschließend im Sieb abtropfen.
3. Ingwer schälen, Peperoni waschen, Zwiebel abziehen und würfeln.
4. Cashews in einer Pfanne ohne Fett rösten und danach grob hacken.
5. In einer Pfanne einen Esslöffel Öl erhitzen und die Zwiebel andünsten, dann Ingwer, Peperoni und Curry hinzufügen. Nach 1 Minute mit Kokosmilch ablöschen. Speisestärke mit Joghurt mischen und unterrühren.
6. In einem Esslöffel Öl Aubergine anbraten. Zusammen mit Kartoffeln und Kohl in die Sauce geben, aufkochen lassen. Mit Limettensaft abschmecken.
7. Den Koriander waschen, trocken schütteln und hacken. Mit Cashews und Koriander das Curry garnieren und genießen.

84. Bohnen-Tortilla

Zutaten für 2 Portionen:

- 200 g grüne Bohnen
- 1 Glas Kidneybohnen
- 2 Stangen Lauch
- 1 Knoblauchzehe
- 3 EL Öl
- 1 geh. TL Koriandersaat
- 1 geh. TL Bohnenkraut
- 4 Eier
- 50 ml fettarme Milch
- 25 g Manchego Käse
- Jodsalz, Pfeffer

Nährwertangaben pro Portion:

- Kalorien: 661 kcal
- Kohlenhydrate: 29 g
- Fett: 33 g
- Eiweiß: 41 g

Zubereitungszeit: ca. 60 Minuten

Zubereitung:

1. Die grünen Bohnen putzen und in Salzwasser 8 Minuten bissfest kochen. Kidneybohnen in einem Sieb abgießen, abspülen und abtropfen lassen. Grüne Bohnen abgießen und abtropfen lassen, anschließend dritteln.
2. Lauch putzen, längs halbieren, waschen und würfeln. Den Knoblauch abziehen und fein hacken.
3. Öl in einer ofenfesten Pfanne erhitzen. Lauch und Knoblauch darin bei mittlerer Hitze unter Rühren 6 Minuten dünsten.
4. Die Bohnen unter den Lauch heben. Koriandersaat und einen Teelöffel Salz im Mörser fein zerstoßen und mit dem Bohnenkraut den Lauch würzen.
5. Käse reiben und mit Eiern, Milch verrühren. Das Gemisch über den Lauch gießen und im vorgeheizten Ofen bei 180°C 20-25 Minuten stocken lassen.
6. Tortilla aus dem Ofen nehmen, kurz ruhen lassen, servieren und genießen.

85. Fladenbrotpizza nach italienischer Art

Zutaten für 2 Portionen:

- 1 Fladenbrot zum Aufbacken
- 1 Dose gehackte Tomaten mit Kräutern (à 400 g)
- 60 g Kirschtomaten
- 125 g Mozzarella
- 40 g Rucola
- 25 g Parmesan
- Olivenöl
- Jodsalz, Pfeffer

Nährwertangaben pro Portion:

- Kalorien: 417 kcal
- Kohlenhydrate: 32 g
- Fett: 21 g
- Eiweiß: 22 g

Zubereitungszeit: ca. 20 Minuten

Zubereitung:

1. Backofen auf 220°C Ober-/Unterhitze vorheizen.
2. Fladenbrot längs aufschneiden und mit der Tomatensauce bestreichen, mit Salz und Pfeffer würzen.
3. Kirschtomaten waschen und halbieren. Mozzarella abtropfen lassen und in dünne Scheiben schneiden. Die Tomaten und Mozzarella auf den Broten verteilen. Anschließend im vorgeheizten Ofen 10 Minuten backen.
4. Währenddessen den Parmesan fein hobeln. Rucola waschen und trocken schütteln.
5. Fladenbrotpizzen aus dem Ofen nehmen und mit dem Parmesan bestreuen, dann mit dem Rucola belegen und genießen.

86. Tofu-Sticks und Pak Choi mit Reis

Zutaten für 2 Portionen:

- 300 g Tofu
- 200g Basmatireis
- 300 g Möhren
- 200 g kleiner Pak Choi
- 2 EL Öl
- 5 EL Sojasauce
- 1 EL flüssiger Honig
- 1 TL Weißweinessig
- ½ Bund Koriander

Nährwertangaben pro Portion:

- Kalorien: 720 kcal
- Kohlenhydrate: 99,8 g
- Fett: 22,7 g
- Eiweiß: 24,2 g

Zubereitungszeit: ca. 40 Minuten

Zubereitung:

1. Den Ofen auf 220°C vorheizen. Tofu längs halbieren und dann in Sticks schneiden. Auf ein mit Backpapier ausgelegtes Backblech legen und für 15 Minuten in den Ofen schieben.
2. Inzwischen den Reis nach Packungsanweisung aufsetzen.
3. Möhren waschen, bei Bedarf schälen und in Streifen schneiden, dann vierteln. Pak Choi putzen und längs halbieren.
4. In einer Pfanne einen Esslöffel Öl erhitzen, Pak Choi auf der Schnittfläche darin anbraten, wenden und Möhren hinzugeben. Alles bei mittlerer Hitze 5 Minuten braten. Mit zwei Esslöffeln Sojasauce ablöschen.
5. Ein weiteres Mal in einer Pfanne einen Esslöffel Öl erhitzen und den Tofu goldbraun anbraten. Honig, Essig, und drei Esslöffel Sojasauce unterrühren.
6. Den Koriander waschen, trocken schütteln und grob hacken.
7. Reis, Gemüse und den Tofu anrichten, mit Korianderblättchen bestreuen, servieren und genießen.

87. Brokkoli-Kartoffel-Möhren-Auflauf

Zutaten für 2 Portionen:

- 250 g Brokkoli
- 250 g Kartoffeln
- 200 g Möhren
- 30 g Butter
- 1 EL Dinkelmehl Type 630
- 125 ml fettarme Milch
- 125 ml Gemüsebrühe
- 100 g Schmelzkäse
- 150 g geriebener Käse
- Muskatnuss
- Jodsalz, Pfeffer

Nährwertangaben pro Portion:

- Kalorien: 620,1 kcal
- Kohlenhydrate: 50,3 g
- Fett: 37,6 g
- Eiweiß: 27,9 g

Zubereitungszeit: ca.55 Minuten (inkl. 30 Minuten Backzeit)

Zubereitung:

1. Den Brokkoli putzen, klein schneiden und waschen. Die Kartoffeln und Möhren putzen, schälen und in Scheiben schneiden. Für 5 Minuten in kochendem Salzwasser blanchieren.
2. Währenddessen die Butter in einem Topf erwärmen und das Mehl einrühren. Anschließend die Milch und die Gemüsebrühe einrühren. Den Schmelzkäse ebenfalls hinzufügen und kurz aufkochen lassen.
3. Die Sauce mit Salz, Pfeffer und Muskat abschmecken.
4. Das Gemüse in eine gefettete Auflaufform geben und mit der Sauce übergießen. Mit dem Käse bestreuen und für ca. 30 Minuten bei 180°C im Ofen backen.
5. Anschließend etwas abkühlen lassen, servieren und genießen.

88. Linseneintopf mit Möhren und Topinambur

Zutaten für 2 Portionen:

- 50 g Beluga-Linsen
- 50 g Rote Linsen
- 2 Zwiebeln
- 50 g Möhren
- 50 g Knollensellerie
- 70 g Topinambur
- 10 g Butter
- 200 ml Gemüsebrühe
- ½ Bund Minze
- 2 TL Balsamicoessig
- Jodsalz, Pfeffer

Nährwertangaben pro Portion:

- Kalorien: 324,4 kcal
- Kohlenhydrate: 48,3 g
- Fett: 5 g
- Eiweiß: 19,4 g

Zubereitungszeit: ca. 80 Minuten (inkl. 55 Minuten Gar- und Kochzeit)

Zubereitung:

1. Beluga-Linsen in kochendes Wasser geben und für ca. 20 Minuten bissfest garen. Rote Linsen nach 10 Minuten hinzugeben und für 10 Minuten garen. In einem Sieb abgießen, abschrecken und abtropfen lassen.
2. Zwiebeln abziehen, fein würfeln. Möhren, Sellerie und Topinambur putzen, schälen und grob würfeln.
3. Die Gemüsebrühe aufsetzen. Butter in einem anderen Topf schmelzen, Zwiebeln darin bei mittlerer Hitze 3–4 Minuten dünsten. Dann Gemüse hinzufügen und weitere 5 Minuten dünsten, mit Salz und Pfeffer würzen.
4. Curry zugeben, kurz dünsten und mit der Gemüsebrühe ablöschen. Bei leichter Hitze ca. 25 Minuten kochen lassen.
5. Rote Linsen zugeben und ca. 2 Minuten garen. Leicht pürieren.
6. Minze waschen, Blätter abzupfen. Die Beluga-Linsen dem Eintopf hinzufügen und erwärmen.
7. Den Linseneintopf mit Minzblättern und ein bisschen Essig garnieren und genießen.

89. Kürbis-Zwiebel-Kuchen

Zutaten für 2 Portionen:

- 10 Zwiebeln
- 16 EL Öl
- 15 Blätter Salbei
- 500 g Butternut-Kürbis
- 150 g Ziegenfrischkäse
- 250 g Schmand
- 250 g Magerquark
- 2 Eier
- 400 g Mehl
- 2 TL Backpulver
- Jodsalz, Pfeffer

Nährwertangaben pro Portion:

- Kalorien: 352 kcal
- Kohlenhydrate: 29 g
- Fett: 21 g
- Eiweiß: 10 g

Zubereitungszeit: ca. 75 Minuten (inkl. 30 Minuten Backzeit)

Zubereitung:

1. Die Zwiebeln abziehen und in dünne Streifen schneiden. Drei Esslöffel Öl in einer Pfanne erhitzen. Die Zwiebeln darin anbraten und bei mittlerer Hitze 10 Minuten dünsten. Salbei waschen, trocken schütteln und in Streifen schneiden, unter die Zwiebeln mischen.
2. Kürbis halbieren, entkernen, schälen und in dünne Scheiben schneiden. Ziegenfrischkäse und Schmand verrühren und salzen.
3. Quark, Eier und zehn Esslöffel Öl verrühren. Mehl, Backpulver und zwei Esslöffel Salz zugeben und zu einem glatten Teig verkneten.
4. Ein Backblech mit drei Esslöffeln Öl fetten. Den Teig ausrollen, auf das Backblech legen und die Ecken festdrücken. Den Teig mit der Schmand-Mischung bestreichen. Kürbis und Zwiebeln darauf verteilen.
5. Im vorgeheizten Ofen bei 200°C Ober-/Unterhitze 30 Minuten backen. In zwölf Stücke schneiden, lauwarm servieren und genießen.

90. Rosenkohl-Curry

Zutaten für 2 Portionen:

- 30 g frischer Ingwer
- 1 Zwiebel
- 1 Knoblauchzehe
- 300 g Rosenkohl
- 200 g Süßkartoffeln
- 1 EL Butter
- 1,5 TL Currypulver
- 200 ml Kokosmilch
- 200 ml Gemüsebrühe
- 1 Limette
- ½ Granatapfel
- ½ Bund Koriander
- Jodsalz, Pfeffer

Nährwertangaben pro Portion:

- Kalorien: 427,7 kcal
- Kohlenhydrate: 49,2 g
- Fett: 18,8 g
- Eiweiß: 12,5 g

Zubereitungszeit: ca. 35 Minuten

Zubereitung:

1. Den Ingwer schälen, Zwiebel und Knoblauch abziehen und fein würfeln. Rosenkohl putzen, dabei die äußeren Blätter entfernen und die Röschen halbieren. Süßkartoffeln schälen und grob würfeln.
2. In einem Topf die Butter erwärmen und den Ingwer, Zwiebeln und Knoblauch 2 Minuten darin dünsten. Rosenkohl und Süßkartoffeln zugeben und 4 Minuten dünsten. Gemüse mit Curry würzen.
3. Die Gemüsebrühe aufsetzen und zusammen mit der Kokosmilch das Curry ablöschen, aufkochen und zugedeckt bei mittlerer Hitze 15 Minuten garen. Inzwischen den Granatapfel halbieren und entkernen.
4. Koriander waschen, trocken schütteln und grob hacken. Rosenkohl-Curry mit Salz und einigen Spritzern Limettensaft abschmecken. Mit Koriandergrün und Granatapfelkernen bestreut genießen.

Fisch als Hauptgericht

91. Bandnudeln mit Lachs-Spargel-Sauce

Zutaten für 2 Portionen:

- 250 g Vollkorn-Bandnudeln
- 1 Zwiebel
- 300 g grüner Spargel
- 2 Lachsfilets (à 125 g)
- 1 EL Olivenöl
- 150 ml Gemüsebrühe
- 100 g Frischkäse
- 1 TL Zitronensaft
- Jodsalz, Pfeffer

Nährwertangaben pro Portion:

- Kalorien: 692 kcal
- Kohlenhydrate: 90,9 g
- Fett: 20,7 g
- Eiweiß: 33,5 g

Zubereitungszeit: ca. 45 Minuten

Zubereitung:

1. Die Nudeln nach Packungsanweisung bissfest kochen.
2. Währenddessen die Zwiebel abziehen, fein hacken. Den Spargel waschen, die harten Enden abschneiden und halbieren.
3. Die Lachsfilets waschen, trocken tupfen und in Würfel schneiden.
4. Die Gemüsebrühe aufsetzen.
5. Das Öl in einer Pfanne erhitzen, die Zwiebeln dazu geben und glasig dünsten. Den Spargel für ca. 5 Minuten ebenfalls andünsten. Dann die Lachswürfel dazu geben und kurz anbraten. Mit der Brühe ablöschen und weitere 5 Minuten garen lassen.
6. Anschließend den Frischkäse unterrühren und mit Zitronensaft, Salz und Pfeffer abschmecken.
7. Die Nudeln zu der Sauce in die Pfanne geben und vermengen.
8. Auf Tellern anrichten und genießen.

92. Kabeljau an Süßkartoffel-Curry

Zutaten für 2 Portionen:

- 1 Zwiebel
- 1 Knoblauchzehe
- 30 g Ingwer
- 1 rote Chilischote
- 1 Apfel
- 350 g Wirsing
- 200 g Süßkartoffeln
- 200 ml Gemüsebrühe
- 1 EL Olivenöl
- 2 TL mildes Currypulver
- 150 ml Kokosmilch
- 250 g Kabeljaufilets
- Jodsalz, Pfeffer

Nährwertangaben pro Portion:

- Kalorien: 377 kcal
- Kohlenhydrate: 33 g
- Fett: 13 g
- Eiweiß: 28 g

Zubereitungszeit: ca. 45 Minuten

Zubereitung:

1. Zwiebel und Knoblauch abziehen, fein würfeln. Ingwer schälen, grob hacken. Chili waschen, in feine Ringe schneiden. Apfel waschen, schälen, entkernen und würfeln. Wirsing putzen, Strunk entfernen und in 1 cm breite Streifen schneiden. Süßkartoffeln putzen, schälen und würfeln.
2. Die Gemüsebrühe aufsetzen.
3. In einem Topf das Öl erhitzen und Zwiebel, Knoblauch, Ingwer, Chili und Apfel darin 3 Minuten dünsten. Wirsing und Süßkartoffeln hinzugeben und noch einmal 3 Minuten dünsten. Gemüse mit Curry bestäuben und mit der Brühe und der Milch ablöschen und köcheln lassen.
4. Filets waschen, trocken tupfen und grob würfeln. Süßkartoffel-Wirsing-Curry mit Salz und Pfeffer würzen. Fischstücke salzen und pfeffern, auf das Gemüse legen und zugedeckt durchgaren.
5. Anschließend servieren und genießen.

93. Zander auf Kartoffel-Gurken-Salat

Zutaten für 2 Portionen:

- 300 g Drillinge
- 1 Salatgurke
- 3 EL Weißweinessig
- 2 Zanderfilets
- 1 EL Olivenöl
- 1 Knoblauchzehe
- ½ Zitrone
- 2 Stiele Thymian
- 5 EL fettarmer Joghurt
- 3 EL saure Sahne
- 1 EL Sahne-Meerrettich
- ½ Bund Schnittlauch
- Jodsalz, Pfeffer

Nährwertangaben pro Portion:

- Kalorien: 442,2 kcal
- Kohlenhydrate: 37,9 g
- Fett: 12,6 g
- Eiweiß: 41,3 g

Zubereitungszeit: ca. 45 Minuten

Zubereitung:

1. Drillinge in Salzwasser bissfest garen, anschließend mit kaltem Wasser abschrecken, pellen und in Scheiben schneiden.
2. Gurke waschen und in Scheiben schneiden. Essig mit Salz und Pfeffer verrühren und die Gurke darin 10 Minuten einlegen.
3. Schnittlauch waschen, trocken schütteln und in Röllchen schneiden. Zusammen mit Joghurt, Sahne und Meerrettich zum Dressing anrühren.
4. Die Filets beidseitig salzen und pfeffern. Den Knoblauch abziehen und fein würfeln. Zitrone auspressen und Saft auffangen.
5. In einer Pfanne das Öl erhitzen und Knoblauch andünsten, mit Zitronensaft ablöschen und Thymian hinzufügen. Den Zander beidseitig anbraten. Alles in eine Auflaufform geben. 12 Minuten bei 150°C Umluft im Ofen garen.
6. Inzwischen das Dressing über die Pellkartoffelscheiben geben. Gurken aus der Marinade nehmen und unter den Kartoffelsalat heben. Die Fischfilets auf dem Kartoffelsalat servieren und genießen.

94. Forellen-Möhren-Päckchen

Zutaten für 2 Portionen:

- ½ Bund Petersilie
- 1 Knoblauchzehe
- 4 EL Olivenöl
- 75 ml Gemüsebrühe
- 400 g Bundkarotten
- 1 Petersilienwurzel
- 4 Forellenfilets
- 1 Zitrone
- Jodsalz, Pfeffer

Nährwertangaben pro Portion:

- Kalorien: 496 kcal
- Kohlenhydrate: 11 g
- Fett: 25 g
- Eiweiß: 49 g

Zubereitungszeit: ca. 50 Minuten

Zubereitung:

1. Die Petersilie waschen, trocken schütteln und die Blättchen abzupfen. Die Knoblauchzehe abziehen, grob würfeln. Zusammen mit dem Olivenöl pürieren. Die Gemüsebrühe aufsetzen und untermixen.
2. Die Karotten und Petersilienwurzel waschen, schälen und längs in feine Streifen schneiden. Auf zwei Bogen Backpapier mittig verteilen. Die Fischfilets abbrausen, trocken tupfen und beidseitig mit Salz und Pfeffer würzen.
3. Den Backofen auf 200°C vorheizen. Die Fischfilets auf das Gemüse legen und mit Zitronensaft beträufeln. Das Petersilien-Öl darüber verteilen mit Zitronenschale bestreuen.
4. Die Päckchen fest verschließen – falten oder mit Küchengarn zubinden - und im Ofen etwa 30 Minuten garen.
5. Als Beilage z.B. Petersilienkartoffeln servieren und genießen.

95. Chili-Endivien-Pasta mit Garnelen

Zutaten für 2 Portionen:

- 200 g Vollkornspaghetti
- 150 g Garnelen
- 1 Zwiebel
- 1 rote Chilischote
- 2 EL Olivenöl
- 1 Knoblauchzehe
- 1 Zitrone
- 100 ml Gemüsebrühe
- 2 Thymianzweige
- 200 g Endiviensalat
- Jodsalz, Pfeffer

Nährwertangaben pro Portion:

- Kalorien: 597,1 kcal
- Kohlenhydrate: 74,1 g
- Fett: 17,8 g
- Eiweiß: 31,2 g

Zubereitungszeit: ca. 25 Minuten

Zubereitung:

1. Die Garnelen bei Bedarf auftauen lassen, abbrausen und trocken tupfen. Die Spaghetti nach Packungsanweisung bissfest garen. Die Gemüsebrühe aufsetzen.

2. Die Zwiebel und den Knoblauch abziehen, grob hacken und in einer Pfanne mit einem Esslöffel Öl andünsten. Die Chilischote waschen, in feine Ringe schneiden und hinzufügen. Die Garnelen unter Rühren ebenfalls anbraten. Mit Salz und Pfeffer würzen. Die Zitrone halbieren, auspressen und mit etwas Zitronensaft und Brühe die Garnelen ablöschen.

3. Thymianblätter waschen, trocken schütteln und Blätter abzupfen. Den Endiviensalat waschen und in feine Streifen schneiden. Die Nudeln abgießen und abtropfen lassen.

4. Die Blättchen, den Salat und die Nudeln den Garnelen unterheben und kurz miterhitzen. Mit Salz, Pfeffer und Zitronensaft abschmecken.

5. Anschließend auf zwei Tellern anrichten und genießen.

96. Schwertfisch mit Cashewnüssen und Gemüse

Zutaten für 2 Portionen:

- 100 g Basmatireis
- ½ Bund Petersilie
- 4 Frühlingszwiebeln
- 1 Knoblauchzehe
- 1 Paprikaschote
- 100 g Shiitake Pilze
- 1 Chilischote
- 10 g Ingwer
- 25 g Cashewkerne
- 1 EL Sesamöl
- 1 TL flüssiger Honig
- 2 EL helle Sojasauce
- Jodsalz, Pfeffer

Nährwertangaben pro Portion:

- Kalorien: 421,6 kcal
- Kohlenhydrate: 61,8 g
- Fett: 14,2 g
- Eiweiß: 8,8 g

Zubereitungszeit: ca. 50 Minuten

Zubereitung:

1. Den Reis nach Packungsanweisung zubereiten.
2. Die Frühlingszwiebeln waschen, putzen und in ca. 5 cm lange Sticks schneiden. Knoblauch abziehen, fein hacken. Paprika waschen, entkernen und würfeln. Pilze putzen, würfeln. Chili waschen, fein hacken. Den Ingwer schälen, fein reiben.
3. Die Cashewnüsse in einer Pfanne ohne Fett anrösten und beiseitestellen.
4. Den Schwertfisch waschen, trocken tupfen und würfeln. In einer Pfanne das Öl erhitzen und die Fischwürfel gut anbraten. Dann Frühlingszwiebeln, Paprika und Pilze unter Rühren hinzugeben und ebenfalls anschwitzen.
5. Den Ingwer und Knoblauch untermengen. Mit Honig, Chili und Sojasauce würzen.
6. Die Fisch-Gemüse-Mischung mit dem Reis anrichten, mit den Cashews garnieren und genießen.

97. Seelachsfilets mit Limettensalsa

Zutaten für 2 Portionen:

- 1 Zwiebel
- 100 g Staudensellerie
- 1 rote Paprikaschote
- 4 Stiele Petersilie
- 1 Limette
- 2 EL Olivenöl
- 75 g Basmati-Wildreis-Mischung
- 2 Stück Seelachsfilets (à 125 g)
- Jodsalz, Pfeffer

Nährwertangaben pro Portion:

- Kalorien: 383 kcal
- Kohlenhydrate: 35 g
- Fett: 13 g
- Eiweiß: 28 g

Zubereitungszeit: ca. 30 Minuten

Zubereitung:

1. Zwiebel abziehen, fein würfeln. Staudensellerie putzen, fein würfeln und das Selleriegrün fein hacken. Paprika waschen, entkernen und würfeln. Die Petersilie waschen, trocken schütteln und die Blätter abzupfen und fein hacken.
2. Limette heiß abspülen. Einen Teelöffel Schale fein abreiben und Saft auspressen. Zwei Esslöffel Limettensaft und -schale mit einem Esslöffel Olivenöl, einem halben Teelöffel Salz und etwas Pfeffer mischen und mit Zwiebeln, Sellerie, Paprika und Petersilie vermengen und für 10 Minuten ziehen lassen.
3. Den Reis nach Packungsanweisung zubereiten.
4. Den Lachs mit Salz und Pfeffer würzen. Einen Esslöffel Olivenöl in einer beschichteten Pfanne erhitzen, den Fisch darin von beiden Seiten je 3–4 Minuten braten.
5. Den Fisch mit dem Reis anrichten, mit der Limetten-Salsa bestreichen und garnieren und genießen.

98. Mandelkrusten-Dorsch mit Apfel-Rahmwirsing

Zutaten für 2 Portionen:

- 1 Zwiebel
- 1 rote Äpfel
- 1 EL Rapsöl
- 450 g Rahmwirsing (TK)
- 2 Dorschfilets
- 1 Ei
- 1 EL Mehl
- 50 g gemahlene Mandeln
- 50 g Mandelblättchen
- 1 EL Olivenöl
- Jodsalz, Pfeffer

Nährwertangaben pro Portion:

- Kalorien: 706 kcal
- Kohlenhydrate: 19 g
- Fett: 52 g
- Eiweiß: 36 g

Zubereitungszeit: ca. 20 Minuten

Zubereitung:

1. Zwiebel abziehen und fein hacken. Apfel waschen, vierteln, entkernen und in Spalten schneiden.
2. In einer Pfanne Öl erhitzen und Zwiebel darin anbraten. Apfelspalten zugeben und kurz mit braten. Wirsing hinzufügen und für 5 Minuten garen.
3. Den Fisch waschen, trocken tupfen und mit Salz und Pfeffer würzen.
4. Das Ei verquirlen. Die Mandeln mischen. Die Filets erst im Mehl, dann im Ei und dann in den Mandeln wenden.
5. In einer zweiten Pfanne Öl erhitzen und den Fisch darin für 4-6 Minuten beidseitig braten.
6. Fisch mit Apfel-Wirsing anrichten und genießen.

99. Heilbuttsteaks an Kräuterbutter

Zutaten für 2 Portionen:

- 1 Zwiebel
- 1 TL Butter
- 100 g Vollkornreis
- 200 ml Gemüsebrühe
- 2 Heilbuttsteaks
- 1 Zitrone
- 1 EL Rapsöl
- 2 TL Kräuterbutter
- jodiertes Meersalz, Pfeffer

Nährwertangaben pro Portion:

- Kalorien: 544,1 kcal
- Kohlenhydrate: 44 g
- Fett: 25,4 g
- Eiweiß: 31,2 g

Zubereitungszeit: ca. 50 Minuten

Zubereitung:

1. Die Zwiebel abziehen, schälen und grob hacken.
2. Die Gemüsebrühe aufsetzen.
3. In einem Topf die Butter erhitzen und die Zwiebel andünsten. Dann den Reis mit Salz hinzufügen, kurz anbraten und mit der Gemüsebrühe ablöschen und ca. 20 Minuten garen.
4. Währenddessen die Steaks waschen, trocken tupfen. Die Zitrone halbieren, auspressen und mit einem Esslöffel Saft den Fisch beträufeln, den restlichen Saft beiseitestellen.
5. In einer Pfanne das Öl erhitzen und den Fisch beidseitig für je 4 Minuten braten. Mit Salz und Pfeffer würzen.
6. Den Fisch mit der Kräuterbutter und dem Reis servieren. Den restlichen Zitronensaft in einem Kännchen dazu reichen und genießen.

100. Zanderfilet mit Antipasti-Gemüse

Zutaten für 2 Portionen:

- 250 g Frühkartoffeln
- 6 TL Olivenöl
- 1 Zweig Rosmarin
- 2 Zanderfilets (à 150 g)
- Salbeiblättchen
- 1 Knoblauchzehe
- ½ Fenchelknolle
- 2 Frühlingszwiebeln
- 1 rote Paprikaschote
- 150 g Champignons
- 1 EL weißer Balsamicoessig
- 1 EL Zitronensaft
- jodiertes Meersalz, Pfeffer

Nährwertangaben pro Portion:

- Kalorien: 469,5 kcal
- Kohlenhydrate: 36,3 g
- Fett: 16,4 g
- Eiweiß: 40,9 g

Zubereitungszeit: ca. 30 Minuten

Zubereitung:

1. Den Backofen auf 200°C vorheizen. Die Kartoffeln putzen und halbieren. Kartoffelhälften auf einem Blech mit Backpapier verteilen und mit 1 EL Öl bepinseln. Die Kartoffeln mit Rosmarin und Salz bestreuen und für 20 Minuten im Ofen backen.
2. Währenddessen die Fischfilets waschen, trocken tupfen, salzen und pfeffern. In einer Pfanne 4 TL ÖL erhitzen und die Filets auf der Hautseite für 3 Minuten braten. Die Filets wenden, mit Salbei und Knoblauch für weitere 4 Minuten braten. Den Fenchel waschen, in Streifen schneiden. Die Frühlingszwiebeln waschen, in Ringe schneiden. Die Paprika waschen, entkernen und würfeln. Die Champignons putzen und halbieren.
3. In einer Pfanne das restliche Öl erhitzen und das Gemüse für 5 Minuten braten. Mit Essig und 1 bis 2 EL Wasser ablöschen und aufkochen lassen.
4. Die Filets mit Zitronensaft beträufeln, mit Gemüse und Rosmarinkartoffeln anrichten und genießen.

101. Seelachsfilet mit Champignongemüse

Zutaten für 2 Portionen:

- 2 Seelachsfilet (à 150 g)
- 1 Zitrone
- 200 g Champignons
- 1 Bund Frühlingszwiebeln
- 200 ml Gemüsebrühe
- 2 EL Butter
- 1 TL Koriander
- Jodsalz, Pfeffer

Nährwertangaben pro Portion:

- Kalorien: 286,8 kcal
- Kohlenhydrate: 9,6 g
- Fett: 15,5 g
- Eiweiß: 25,3 g

Zubereitungszeit: ca. 40 Minuten (inkl. 25 Minuten Backzeit)

Zubereitung:

1. Den Lachs abspülen, trocken tupfen, salzen und mit Zitronensaft beträufeln. In eine gefettete, ofenfeste Form legen.
2. Champignons putzen und in Scheiben schneiden. Frühlingszwiebeln waschen, putzen und in Ringe schneiden.
3. Die Gemüsebrühe aufsetzen.
4. Den Ofen auf 200°C Ober-/Unterhitze vorheizen.
5. In einem Topf die Butter erwärmen und Pilze und Zwiebeln andünsten. Mit Salz, Pfeffer, Koriander und etwas abgeriebener Zitronenschale würzen. Mit der Brühe ablöschen. Dann über den Fisch gießen.
6. Die Auflaufform mit Alufolie abdecken, in den vorgeheizten Ofen geben und für 20-25 Minuten dünsten.
7. Anschließend auf zwei Teller geben und genießen.

102. Quinoa Bowl mit Lachs

Zutaten für 2 Portionen:

- 100 g Quinoa
- 2 Portionen frischer Lachs
- Kokosöl
- 300 g Rucola
- 1 Avocado
- 4 Tomaten
- ½ Salatgurke
- 4 EL Sojajoghurt
- 4 EL Sojasauce
- 1 EL Leinöl
- 2 EL Senf
- frische Kräuter
- Jodsalz, Pfeffer

Nährwertangaben pro Portion:

- Kalorien: 745 kcal
- Kohlenhydrate: 51 g
- Fett: 33 g
- Eiweiß: 53 g

Zubereitungszeit: ca. 30 Minuten

Zubereitung:

1. Quinoa nach Packungsbeilage zubereiten.
2. Währenddessen in einer Pfanne etwas Kokosöl erhitzen und den Lachs von beiden Seiten anbraten und für einige Minuten garen, bis er vollständig durchgegart ist.
3. Den Joghurt mit der Sojasauce, dem Öl, Senf, frischen Kräutern sowie Salz und Pfeffer vermischen.
4. Den Rucola waschen und trocken schütteln. Die Tomaten waschen, entkernen und würfeln. Die Salatgurke waschen, halbieren und würfeln. Die Avocado halbieren, entkernen und das Fruchtfleisch würfeln.
5. Quinoa mit dem Rucola, den Tomaten, der Avocado und dem gebratenen Lachs anrichten. Das Joghurtdressing drauf verteilen und genießen.

103. Püree aus Topinambur an Gewürz-Zander

Zutaten für 2 Portionen:

- 500 g Topinambur
- 4 EL Olivenöl
- 1 EL Crème fraîche
- 1 TL Wacholderbeeren
- 1 TL weiße Pfefferkörner
- 2 Zanderfilets
- 1 Zitrone
- 1 TL braune Senfkörner
- 25 g Butter
- ½ Kästchen Brunnenkresse
- Jodsalz, weißer Pfeffer

Nährwertangaben pro Portion:

- Kalorien: 719 kcal
- Kohlenhydrate: 44,3 g
- Fett: 40,2 g
- Eiweiß: 39,9 g

Zubereitungszeit: ca. 70 Minuten (inkl. 40 Minuten Backzeit)

Zubereitung:

1. Den Backofen auf 200°C vorheizen. Topinambur schälen und in ca. 3 cm große Stücke schneiden. In eine Auflaufform geben, mit zwei Esslöffeln Öl vermengen und mit Salz, Pfeffer würzen. Topinambur für ca. 40 Minuten im vorgeheizten Ofen backen. Anschließend mit Crème fraîche fein pürieren.
2. Inzwischen Wacholder und weißen Pfeffer im Mörser grob zerstoßen. Mischung auf die Zanderhaut reiben.
3. Zitrone heiß abwaschen, trockenreiben und etwas Schale fein abreiben und Saft auspressen. Senfkörner in einem Topf ohne Fett anrösten. Butter zugeben und erhitzen. Einen Esslöffel Zitronensaft und -schale zugeben.
4. Zander salzen. In einer großen Pfanne das restliche Öl erhitzen und die Filets darin auf der Hautseite bei mittlerer Hitze in 5-6 Minuten goldbraun braten. Zander wenden und 2 Minuten nachziehen lassen.
5. Das Topinamburpüree und Zanderfilet mit der Senfbutter beträufeln, mit Brunnenkresse garnieren und genießen.

104. Schellfischfilet mit Orangensauce

Zutaten für 2 Portionen:

- 4 Schellfischfilets
- 1 Zitrone
- 2 Orangen
- 100 g Vollkornreis
- 150 ml Sahne
- 1 TL Speisestärke
- 1 TL getrockneter Oregano
- Jodsalz, Pfeffer

Nährwertangaben pro Portion:

- Kalorien: 733,2 kcal
- Kohlenhydrate: 54,2 g
- Fett: 24 g
- Eiweiß: 70,3 g

Zubereitungszeit: ca. 30 Minuten

Zubereitung:

1. Die Filets waschen, trocken tupfen und mit Salz und Pfeffer würzen. Die Zitrone halbieren, auspressen und mit etwas Saft den Fisch beträufeln.
2. Die Orangen heiß abwaschen, trocknen und einen Teelöffel Schale abreiben. Eine Orange halbieren und den Saft auspressen. Die andere Orange schälen und filetieren.
3. Den Backofen auf 200°C Ober-/Unterhitze vorheizen.
4. Die Filets in eine gefettete Auflaufform legen, mit dem Orangensaft übergießen und 10 Minuten ziehen lassen.
5. Den Reis nach Packungsanweisung zubereiten.
6. Währenddessen die Sahne mit der Speisestärke, dem Oregano und der Orangenschale verrühren. Die Orangenspalten auf den Fisch geben, mit der Sahnesauce übergießen und für 15 Minuten im Ofen garen.
7. Den Fisch mit dem Reis anrichten, mit der Sauce beträufeln und genießen.

105. Lachs an Schafskäse und Minze mit Zitronenkartoffeln

Zutaten für 2 Portionen:

- 2 Lachsfilets
- 1 Zucchini
- 1 Zitrone
- ½ Bund Minze
- 40 g Schafskäse
- 200 g Frühlingskartoffeln
- 1 TL Senfkörner
- 1 TL frischer Thymian
- etwas Oliven- und Kokosöl
- Jodsalz, Pfeffer

Nährwertangaben pro Portion:

- Kalorien: 603 kcal
- Kohlenhydrate: 25 g
- Fett: 32 g
- Eiweiß: 50 g

Zubereitungszeit: ca. 45 Minuten

Zubereitung:

1. Den Ofen auf 220°C Ober-/Unterhitze vorheizen.
2. Die Kartoffeln putzen und 10 Minuten in Salzwasser kochen.
3. Währenddessen die Zitrone waschen, etwas von der Schale abreiben und halbieren. Eine Hälfte in Spalten schneiden und die andere Hälfte auspressen. Saft abfangen. Die Zucchini waschen, Enden entfernen und in dünne Streifen schneiden.
4. Die Kartoffeln abgießen und in einer Auflaufform mit Olivenöl, Salz, Pfeffer, Thymian und Senfkörnern bestreuen. Die Zitronenspalten hinzugeben und für 40 Minuten im Ofen backen, gelegentlich umrühren.
5. In einer Pfanne etwas Kokosöl erhitzen und den Lachs beidseitig anbraten und 10 Minuten garen. Zucchini und Zitronensaft und -abrieb hinzugeben und ziehen lassen.
6. Die Minze waschen, trocken schütteln und grob hacken. Schafskäse zerbröseln. Die Kartoffeln mit dem Lachs anrichten, mit Schafskäse und Minze bestreuen und genießen.

Fleisch als Hauptgericht

106. Hähnchen mit Zuckerschoten

Zutaten für 2 Portionen:

- 2 Hähnchenbrustfilets
- 100 g Zuckerschoten
- 1 EL Pflanzenöl
- 2 Möhren
- ½ Kohlrabi
- 100 g Blumenkohlröschen
- 1 EL Currypulver
- 50 ml Hühnerbrühe
- 2 EL Sojasauce
- 1 EL Sesamsamen
- Jodsalz, Pfeffer

Nährwertangaben pro Portion:

- Kalorien: 287 kcal
- Kohlenhydrate: 12 g
- Fett: 7 g
- Eiweiß: 42 g

Zubereitungszeit: ca. 50 Minuten

Zubereitung:

1. Die Hähnchenbrust waschen, trocken tupfen und in Stücke schneiden. Die Zuckerschoten waschen, putzen und etwa 2 Minuten in kochendem Wasser blanchieren. Herausnehmen und abtropfen lassen.
2. Die Möhren putzen, schälen und in Scheiben schneiden. Kohlrabi schälen und würfeln, die Blumenkohlröschen abbrausen.
3. Die Hühnerbrühe aufsetzen.
4. In einer Pfanne das Öl erhitzen und die Fleischstücke darin anbraten. Die Möhren, Kohlrabi und Kohl zum Fleisch geben und kurz mit schmoren. Mit Salz, Pfeffer und Currypulver würzen. Mit der Brühe und Sojasauce ablöschen und 5 Minuten köcheln lassen.
5. Sesamsamen in einer Pfanne ohne Fett rösten und zusammen mit den abgetropften Zuckerschoten dem Curry unterheben.
6. Auf zwei Tellern anrichten und genießen.

107. Putenbrust-Paprika-Pilz-Pfanne

Zutaten für 2 Portionen:

- 300 g Putenbrustfilet
- 400 g Champignons
- 2 Paprikaschoten
- 1 Zwiebel
- 2 Knoblauchzehen
- 2 EL Rapsöl
- Jodsalz, Pfeffer

Nährwertangaben pro Portion:

- Kalorien: 371,9 kcal
- Kohlenhydrate: 16,7 g
- Fett: 12,6 g
- Eiweiß: 45,4 g

Zubereitungszeit: ca. 30 Minuten

Zubereitung:

1. Die Putenbrust waschen, trocken tupfen und grob würfeln. Die Champignons putzen, in feine Scheiben schneiden. Die Paprika waschen, entkernen und würfeln. Die Zwiebel und den Knoblauch abziehen und fein hacken.
2. In einer Pfanne einen Esslöffel Öl erhitzen und die Zwiebel scharf anbraten. Die Hitze niedriger stellen und den Knoblauch hinzufügen und mit anschwitzen. Die Paprika hinzugeben, kurz scharf anbraten und dann zugedeckt für 10 Minuten bei leichter Hitze dünsten.
3. Anschließend die Pilze zugeben. Mit Salz und Pfeffer abschmecken und für wenige Minuten garen lassen.
4. In einer zweiten Pfanne ebenfalls einen Esslöffel Öl erhitzen und die Putenbrust beidseitig gut anbraten. Die Hitze reduzieren und die Putenbrust gar werden lassen.
5. Das Gemüse mit dem Fleisch belegen und genießen.

108. Gemüse-Hähnchenpfanne

Zutaten für 2 Portionen:

- 250 g Kartoffeln
- 4 EL Olivenöl
- 3 Schalotten
- 2 kleine Knoblauchzehen
- 400 g Hähnchenbrustfilets
- 1 TL edelsüßes Paprikapulver
- 1 Zweig Rosmarin
- 2 Stiele Thymian
- 2 Tomaten
- 1 rote Paprikaschote
- ½ Bund glatte Petersilie
- 100 ml Gemüsebrühe
- Jodsalz, Pfeffer

Nährwertangaben pro Portion:

- Kalorien: 448 kcal
- Kohlenhydrate: 11 g
- Fett: 17 g
- Eiweiß: 54 g

Zubereitungszeit: ca. 60 (inkl. 45 Minuten Garzeit)

Zubereitung:

1. Den Ofen auf 200°C Ober-/Unterhitze vorheizen.
2. Kartoffeln putzen, bei Bedarf schälen und in dünne Scheiben schneiden. Schalotten und Knoblauch abziehen, grob hacken. Zusammen mit Öl, Salz und Pfeffer vermengen und in einer ofenfesten Pfanne verteilen.
3. Fleisch rundum mit Salz, Pfeffer und Paprikapulver einreiben. Mit der Hautseite nach oben auf die Kartoffeln in die Pfanne legen. Im heißen Ofen auf der zweiten Schiene von unten 40 Minuten garen.
4. Rosmarin, Petersilie und Thymian waschen, trocken schütteln und grob hacken. Tomaten und Paprika waschen, entkernen und würfeln.
5. Die Gemüsebrühe aufsetzen. Nach 20 Minuten der Garzeit im Ofen die Brühe, Rosmarin, Thymian, Tomaten und Paprika der Ofenpfanne hinzufügen und 20–25 Minuten zu Ende garen.

109. Medaillons mit Chicorée und Mango

Zutaten für 2 Portionen:

- 1 reife Mango
- 2 Chicorée
- 1 Zwiebel
- 1 EL Butter
- 200 ml Gemüsebrühe
- 50 ml Schlagsahne
- 100 g Kichererbsen aus dem Glas
- 3 TL Zitronensaft
- 4 Schweinemedaillons
- ½ EL Öl
- Jodsalz, Pfeffer

Nährwertangaben pro Portion:

- Kalorien: 490 kcal
- Kohlenhydrate: 30 g
- Fett: 40 g
- Eiweiß: 22 g

Zubereitungszeit: ca. 40 Minuten

Zubereitung:

1. Den Ofen auf 190°C Ober-/Unterhitze vorheizen.
2. Mango halbieren, Kern rausschneiden und das Fruchtfleisch würfelnd anschneiden, dann herauslösen. Hälfte des Fruchtfleisches pürieren. Chicorée waschen, längs halbieren, den Strunk entfernen. Zwiebel abziehen, fein hacken.
3. Die Gemüsebrühe aufsetzen. In einer Pfanne Butter erwärmen und Chicorée beidseitig 1-2 Minuten anbraten, dann in eine Auflaufform geben. Zwiebeln im Bratfett andünsten. Pürierte Mango und Kichererbsen hinzugeben und mit Brühe und Sahne aufkochen und 2 Minuten köcheln. Mit Salz, Pfeffer und Zitronensaft abschmecken.
4. Medaillons waschen, trocken tupfen und mit Salz und Pfeffer würzen. In einer Pfanne Öl erhitzen und beidseitig scharf anbraten. Dann auf den Chicorée legen, mit Sauce übergießen und im Ofen 15 Minuten garen.
5. Währenddessen die Mangospalten in der Pfanne anbraten, mit den Medaillons und dem Chicorée anrichten und genießen.

110. Gebratener Fenchel mit Hähnchen

Zutaten für 2 Portionen:

- 4 Stiele Thymian
- 2 EL Öl
- 1 TL flüssiger Honig
- 2 Hähnchenbrustfilets (à 180 g)
- 500 g Fenchelknollen
- ½ Zitrone
- Jodsalz, Pfeffer

Nährwertangaben pro Portion:

- Kalorien: 331 kcal
- Kohlenhydrate: 9 g
- Fett: 45 g
- Eiweiß: 11 g

Zubereitungszeit: ca. 40 Minuten

Zubereitung:

1. Thymian waschen, trocken schütteln und Blätter abzupfen. Mit einem Esslöffel Öl und Honig verrühren, mit Salz und Pfeffer würzen. Die Filets darin marinieren.
2. Fenchel putzen, halbieren, Strunk entfernen und 1 cm dicke Spalten schneiden. Zitrone heiß abwaschen, auspressen und etwas von der Schale abreiben.
3. Den Backofen auf 180°C Ober-/Unterhitze vorheizen.
4. In einer Pfanne einen Teelöffel Öl erhitzen und Hähnchen beidseitig 5 Minuten anbraten und in eine Auflaufform legen. Auf der mittleren Schiene für 15 Minuten garen.
5. Währenddessen in der Pfanne erneut einen Teelöffel Öl erhitzen. Fenchelspalten und Zitronenschale darin 4 Minuten braten. Mit Salz und Pfeffer würzen. Mit 50 ml Wasser ablöschen und zugedeckt bei leichter Hitze 5 Minuten garen. Fenchel mit Zitronensaft würzen.

Das Hähnchen mit dem Fenchel anrichten, nach Belieben mit Zitronensaft beträufeln und mit Fenchelgrün garnieren.

111. Hühnerbrust an Möhren-Basmatireis

Zutaten für 2 Portionen:

- 125 g Basmatireis
- 200 g Möhren
- 2 Hühnerbrustfilets
- 20 g Butter
- Ingwerpulver
- 2 Zwiebeln
- 125 ml Gemüsebrühe
- 100 ml Sahne
- 50 g Walnusskerne
- 1 Bund Schnittlauch
- Kräutersalz, Pfeffer

Nährwertangaben pro Portion:

- Kalorien: 1355,2 kcal
- Kohlenhydrate: 68,8 g
- Fett: 96,2 g
- Eiweiß: 43,6 g

Zubereitungszeit: ca. 35 Minuten

Zubereitung:

1. Basmatireis mit 300 ml lauwarmem Wasser und etwas Salz in einem Topf aufsetzen, aufkochen und bei kleiner Hitze etwa 5 Minuten garen.
2. Währenddessen Möhren waschen, schälen, quer und längs halbieren, in schmale Streifen schneiden, zum Reis geben und 8-10 Minuten weiter garen.
3. Die Hühnerbrustfilets waschen und trocken tupfen. Den Koriander waschen, trocken schütteln und grob hacken. Die Gemüsebrühe aufsetzen.
4. In einer Pfanne Butter erwärmen und Filets beidseitig gut anbraten. Mit Salz und etwas Ingwerpulver würzen.
5. Zwiebel abziehen, in Ringe schneiden und in einer Pfanne mit Öl glasig dünsten. Mit Brühe und Sahne ablöschen. Mit Salz, Pfeffer und Ingwer abschmecken. Walnüsse grob hacken und in einer Pfanne ohne Fett anrösten. Anschließend der Sauce hinzufügen.
6. Schnittlauch waschen, trocken schütteln und in Röllchen schneiden. Das Fleisch mit dem Reis anrichten, mit der Sauce beträufeln und dem Schnittlauch garnieren.

112. Hähnchen-Kartoffel-Paprika-Gratin

Zutaten für 2 Portionen:

- 400 g Kartoffeln
- 2 rote Paprikaschoten
- 400 g Hähnchenbrustfilets
- 2 EL Öl
- 1 TL edelsüßes Paprikapulver
- 1 TL getrockneter Oregano
- 100 ml Schlagsahne
- 100 ml fettarme Milch
- 2 Eier
- 40 g Parmesan
- Jodsalz, Pfeffer

Nährwertangaben pro Portion:

- Kalorien: 809,9 kcal
- Kohlenhydrate: 50,4 g
- Fett: 35,5 g
- Eiweiß: 66,5 g

Zubereitungszeit: ca. 60 Minuten

Zubereitung:

1. Kartoffeln schälen, vierteln und in Salzwasser 5 Minuten garen. Währenddessen Paprika putzen, entkernen und würfeln. Hähnchenfleisch waschen, trocken tupfen und würfeln, salzen und pfeffern.
2. Den Backofen auf 180°C Ober-/Unterhitze vorheizen.
3. Öl in einer großen Pfanne erhitzen, Fleisch darin 5 Minuten rundum goldbraun anbraten. Paprika zugeben und 2–3 Minuten mit braten. Mit Paprikapulver, Oregano und etwas Salz würzen.
4. Kartoffeln abgießen, abtropfen lassen und mit Fleisch und Paprika mischen. Zusammen in eine gefettete Auflaufform geben.
5. Die Sahne, Milch und Eier verquirlen, mit Salz und Pfeffer würzen und über den Fleisch-Gemüse-Mix gießen. Den Parmesan reiben und drüberstreuen. Für 20-30 Minuten in den Ofen geben und stocken lassen.
6. Anschließend auf zwei Teller geben und genießen.

113. Putenbrust in Honig-Senf-Sauce

Zutaten für 2 Portionen:

- 400 g Kartoffeln
- 400 g Putenbrustfilet
- 1 EL Öl
- 2 EL körniger Senf
- 1 EL flüssiger Honig
- Jodsalz, Pfeffer

Nährwertangaben pro Portion:

- Kalorien: 458,3 kcal
- Kohlenhydrate: 42 g
- Fett: 7,6 g
- Eiweiß: 52,6 g

Zubereitungszeit: ca. 25 Minuten

Zubereitung:

1. Die Kartoffeln putzen, schälen und in kochendem Salzwasser aufsetzen und ca. 15 Minuten bissfest garen.
2. Währenddessen die Putenbrust waschen, trocken tupfen und in etwa 2 cm große Würfel schneiden. Öl in einer Pfanne erhitzen und darin die Putenbrustwürfel rundherum 4 Minuten anbraten, mit Salz und Pfeffer würzen.
3. Senf, Honig und 50 ml Wasser vermischen und zum Fleisch geben. Das Ganze aufkochen lassen. Bei kleiner Hitze etwa 2 Minuten köcheln lassen.
4. Die Salzkartoffeln abgießen, mit der Putenbrust anrichten und genießen.

114. Hähnchen mit Mangold im Wok

Zutaten für 2 Portionen:

- 300 g Hähnchenfilet
- 25 g frischer Ingwer
- 1 rote Pfefferschote
- 1 Knoblauchzehe
- 2 TL Speisestärke
- 5 EL Sojasauce
- 400 g Mangold
- 150 g Kirschtomaten
- 150 ml Gemüsebrühe
- 30 g Erdnusskerne
- 3 EL Sesamöl
- 2 TL Zitronensaft

Nährwertangaben pro Portion:

- Kalorien: 481,8 kcal
- Kohlenhydrate: 18,1 g
- Fett: 25,3 g
- Eiweiß: 42,1 g

Zubereitungszeit: ca. 30 Minuten

Zubereitung:

1. Hähnchen waschen, trocken tupfen und in dünne Scheiben schneiden.
2. Pfefferschote waschen, klein schneiden. Knoblauch abziehen, Ingwer schälen, jeweils fein hacken. Die Hälfte davon mit einem Teelöffel Speisestärke und zwei Esslöffeln Sojasauce verrühren, das Fleisch darin marinieren.
3. Mangold putzen, Blätter und Stiele separat in Streifen schneiden. Tomaten waschen, entkernen und halbieren. Gemüsebrühe aufsetzen.
4. Erdnüsse hacken und in einer Pfanne ohne Fett anrösten.
5. In einem Wok zwei Esslöffel Öl erhitzen und das Fleisch anbraten, beiseitestellen. Dann Mangoldstiele, restlichen Ingwer, Knoblauch und Pfefferschoten mit einem Esslöffel Öl unter Rühren 3 Minuten braten. Mangoldblätter und Tomaten zugeben und 1 Minute braten. Mit Brühe und restlicher Sojasauce ablöschen und Speisestärke einrühren.
6. Das Fleisch wieder hinzugeben, aufkochen und mit ein bis zwei Teelöffeln Zitronensaft abschmecken. Mit Erdnusskernen bestreuen und genießen.

115. Auflauf mit Rind und Kidneybohnen

Zutaten für 2 Portionen:

- 80 g magerer Speck
- 1 Zwiebel
- 250 g mageres Suppenrindfleisch
- 1 Glas Kidneybohnen
- 1 Paprikaschote
- 50 g getrocknete Tomaten in Öl
- 1 EL Mehl
- 400 ml Gemüsebrühe
- 2 Lorbeerblätter

Nährwertangaben pro Portion:

- Kalorien: 538 kcal
- Kohlenhydrate: 41,2 g
- Fett: 19,6 g
- Eiweiß: 45,6 g

Zubereitungszeit: ca. 110 Minuten (inkl. 90 Minuten Backzeit)

Zubereitung:

1. Den Ofen auf 160°C Ober-/Unterhitze vorheizen.
2. Den Speck würfeln. Die Zwiebel abziehen, würfeln und in einer Pfanne glasig dünsten. Den Speck dazugeben und braten, bis dieser gebräunt ist.
3. Die Kidneybohnen spülen und abtropfen lassen. Die Paprika waschen, entkernen und würfeln. Die Tomaten waschen, entkernen und klein hacken.
4. Die Gemüsebrühe aufsetzen.
5. Bohnen, Paprika und Tomaten mit dem Speck, der Zwiebel sowie dem Rindfleisch in eine Auflaufform geben. Mit dem Mehl verrühren. Die Brühe hinzufügen und die Lorbeerblätter untermischen.
6. Die Auflaufform abdecken und für 90 Minuten bei 160°C Ober-/Unterhitze in den Ofen geben. Gelegentlich umrühren.
7. Die Lorbeerblätter wieder entfernen, den Auflauf servieren und genießen.

116. Schweinefilet in einer Lauch-Kräuterseitling-Pfanne

Zutaten für 2 Portionen:

- 300 g Schweinefilet
- 200 g Lauch
- 150 g Kräuterseitlinge
- 1 Orange
- 1 rote Chilischote
- 2 EL Sonnenblumenöl
- 100 ml Gemüsebrühe
- 1 TL Sojasauce
- ½ Bund Koriander
- Jodsalz, Pfeffer

Nährwertangaben pro Portion:

- Kalorien: 402,8 kcal
- Kohlenhydrate: 15,3 g
- Fett: 18,9 g
- Eiweiß: 40,1 g

Zubereitungszeit: ca. 30 Minuten

Zubereitung:

1. Das Schweinefilet spülen und falls nötig von Sehnen befreien, trocken tupfen und in Streifen schneiden.
2. Lauch putzen, waschen und in dünne Ringe schneiden. Pilze putzen und in feine Streifen schneiden. Die Orange heiß abwaschen, trocken reiben und etwas von der Schale abreiben, halbieren und Saft auspressen. Chili abwaschen, längs halbieren, entkernen und fein hacken.
3. Die Gemüsebrühe aufsetzen.
4. In einer großen Pfanne das Öl erhitzen und das Fleisch unter Rühren 2-3 Minuten anbraten. Dann Lauch, Pilze und Chili hinzufügen und 2 Minuten mit braten. Mit Gemüsebrühe und Orangensaft ablöschen, Orangenschale hinzugeben. Mit Sojasauce und Pfeffer würzen und unter Rühren bei leichter Hitze köcheln lassen.
5. Koriander waschen, trocken schütteln, Blättchen abzupfen und grob hacken. Damit das Pfannengericht garnieren und genießen.

117. Bandnudeln an Rinderrahmgulasch

Zutaten für 2 Portionen:

- 300 g Rinderfilet
- 2 grüne Paprikaschoten
- 2 Zwiebeln
- 2 Knoblauchzehen
- 250 ml Gemüsebrühe
- 2 EL Sonnenblumenöl
- 2 TL süßes Paprikapulver
- 3 EL Tomatenmark
- 100 ml Sahne
- 250 g Bandnudeln

Nährwertangaben pro Portion:

- Kalorien: 1043,6 kcal
- Kohlenhydrate: 110,4 g
- Fett: 39,4 g
- Eiweiß: 54,7 g

Zubereitungszeit: ca. 35 Minuten

Zubereitung:

1. Das Rinderfilet waschen, trocken tupfen und in 1 cm große Würfel schneiden. Paprika waschen, entkernen und würfeln. Die Zwiebel und den Knoblauch abziehen und fein hacken.
2. Die Gemüsebrühe aufsetzen.
3. In einem Topf Öl erhitzen und das Fleisch anbraten. Zwiebel und Knoblauch hinzufügen und ebenfalls braten.
4. Dann die Paprika hinzufügen, kurz anbraten und mit Paprikapulver bestäuben. Das Tomatenmark einrühren und mit Brühe ablöschen.
5. Das Ganze für ca. 15 Minuten köcheln lassen und zum Schluss mit der Sahne, Salz und Pfeffer abschmecken.
6. Währenddessen die Bandnudeln nach Packungsanweisung bissfest garen.
7. Die Bandnudeln mit dem Rahmgulasch servieren und genießen.

118. Tortilla aus Kartoffeln und Zucchini mit Serrano-Schinken

Zutaten für 2 Portionen:

- 200 g Kartoffeln
- 250 g Zucchini
- 1 Knoblauchzehe
- 2 Zwiebeln
- 60 g Serrano-Schinken
- 2 EL Olivenöl
- 4 Eier
- 50 ml fettarme Milch
- jodiertes Meersalz, Pfeffer

Nährwertangaben pro Portion:

- Kalorien: 472,4 kcal
- Kohlenhydrate: 30,7 g
- Fett: 27,3 g
- Eiweiß: 22,6 g

Zubereitungszeit: ca. 45 Minuten

Zubereitung:

1. Kartoffeln putzen und in kochendem Salzwasser ca. 15 Minuten bissfest kochen. Abkühlen lassen, pellen und grob würfeln.
2. Währenddessen Zucchini waschen, putzen und würfeln. Knoblauch und Zwiebeln abziehen und fein hacken.
3. In einer Pfanne Öl erhitzen und Zwiebeln glasig dünsten. Dann Knoblauch kurz mit dünsten. Zucchini und Kartoffeln hinzugeben und für ca. 5 Minuten unter Rühren anbraten. Mit Salz und Pfeffer würzen.
4. Währenddessen Schinken in Streifen schneiden. Eier mit Milch in einer Schüssel verquirlen und mit Salz und Pfeffer würzen. Zusammen in die Pfanne geben und bei leichter Hitze 3 Minuten unter vorsichtigem Rühren stocken lassen.
5. Um die Tortilla auch von der anderen Seite zu bräunen, auf einen Teller stürzen und zurück in die Pfanne gleiten lassen. Weitere 4 Minuten stocken lassen. Anschließend servieren und genießen.

119. Paniertes Schnitzel mit Champignons aus dem Ofen

Zutaten für 2 Portionen:

- 4 Hähnchenfilets
- 50 g Mehl
- 2 Eier
- 100 g grobes Paniermehl
- 200 g Kochschinken
- 1 Zwiebel
- 3 EL Olivenöl
- 300 g Champignons
- 200 ml Sahne

Nährwertangaben pro Portion:

- Kalorien: 1222,1 kcal
- Kohlenhydrate: 66,8 g
- Fett: 61,2 g
- Eiweiß: 92,4 g

Zubereitungszeit: ca. 80 Minuten (inkl. 60 Minuten Backzeit)

Zubereitung:

1. Die Filets waschen, trocken tupfen und dann mit Mehl bestreuen, erst dann im Ei und anschließend im Paniermehl wälzen.
2. Die Zwiebel abziehen und fein hacken. Den Kochschinken würfeln. Die Champignons putzen, hartes Ende am Stiel entfernen und Pilze in Scheiben schneiden.
3. In einer Pfanne Öl erhitzen und die Filets goldbraun braten, rausnehmen und beiseitestellen.
4. Die Zwiebel und den Kochschinken klein schneiden und nach den Schnitzeln in der Pfanne anbraten. Die Pilze hinzugeben und mit Salz und Pfeffer würzen.
5. Das Fleisch und die Pilze in einer Auflaufform schichten. Die Sahne darüber gießen und für 60 Minuten bei 180°C im Ofen garen.
6. Anschließend servieren und genießen.

120. Hähnchen-Radicchio-Wrap

Zutaten für 2 Portionen:

- 100 g Hähnchenbrustfilet
- 4 Blätter Radicchio
- 1 Paprikaschote
- ½ Salatgurke
- 1 Zitrone
- 2 EL Olivenöl
- 1 TL edelsüßes Paprikapulver
- 4 Tortilla-Wraps
- Jodsalz, Pfeffer

Nährwertangaben pro Portion:

- Kalorien: 627,3 kcal
- Kohlenhydrate: 72,3 g
- Fett: 25,2 g
- Eiweiß: 23,5 g

Zubereitungszeit: ca. 20 Minuten

Zubereitung:

1. Hähnchen waschen, trocken tupfen und in Streifen schneiden. Paprika waschen, entkernen und in Streifen schneiden. Gurke waschen und in Streifen schneiden. Radicchio waschen und trocken schütteln.
2. Die Zitrone halbieren und auspressen. Den Saft mit einem Esslöffel Öl vermischen, mit dem Paprikapulver verrühren und mit Salz und Pfeffer würzen.
3. In einer Pfanne einen Esslöffel Olivenöl erhitzen und die Hähnchenstreifen für 4-5 Minuten abraten. Mit Salz und Pfeffer würzen.
4. Die Tortilla ohne Fett kurz in einer Pfanne erwärmen. Anschließend mit dem Radicchio auslegen mit Gemüse- und Hähnchenstreifen belegen und mit dem Zitronen-Öl beträufeln und einrollen.
5. Nach Belieben vor dem Verzehr schräg anschneiden und genießen.

Erfrischende Drinks

121. Hafer-Erdbeer-Chia-Smoothie

Zutaten für 2 Portionen:

- 200 g Erdbeeren
- 50 g Haferflocken
- 1 EL Chiasamen
- 400 ml Mandeldrink
- 2 TL Kokosraspeln

Nährwertangaben pro Portion:

- Kalorien: 233,7 kcal
- Kohlenhydrate: 36,1 g
- Fett: 6,8 g
- Eiweiß: 5,5 g

Zubereitungszeit: ca. 5 Minuten

Zubereitung:

1. Die Erdbeeren waschen, putzen und halbieren.
2. Die Erdbeeren zusammen mit den Haferflocken, Chiasamen und Mandeldrink in einem Mixer geben und pürieren. Anschließend in Gläser füllen.
3. Währenddessen die Kokosraspeln in einer Pfanne ohne Fett anrösten und die Smoothies damit bestreuen.

122. Erfrischender Minze-Ayran

Zutaten für 2 Portionen:

- 200 g fettarmer Joghurt
- 400 ml kaltes Mineralwasser ohne Sprudel
- jodiertes Meersalz
- ½ Bund frische Minze

Nährwertangaben pro Portion:

- Kalorien: 67,2 kcal
- Kohlenhydrate: 7 g
- Fett: 2 g
- Eiweiß: 5 g

Zubereitungszeit: ca. 5 Minuten

Zubereitung:

1. Den Joghurt mit dem Wasser gut verrühren. Mit Salz abschmecken.
2. Die Minze waschen und trocken schütteln. Zweidrittel fein hacken und dem Ayran untermischen, das andere Drittel zum Garnieren verwenden.

123. Möhren-Birnen-Ananas-Cocktail

Zutaten für 2 Portionen:

- 200 g Möhren
- 2 Birnen
- 1 Zitrone
- 2 Scheiben Ananas
- 1 TL Reissirup
- 1 TL Weizenkeime

Nährwertangaben pro Portion:

- Kalorien: 154,4 kcal
- Kohlenhydrate: 32,2 g
- Fett: 1 g
- Eiweiß: 3,1 g

Zubereitungszeit: ca. 15 Minuten

Zubereitung:

1. Die Möhren waschen und putzen. Die Birnen waschen, schälen, vierteln und entkernen. Die Zitrone und die Ananasscheiben schälen.
2. Die Möhren, Birnen, Zitrone und Ananas im Entsafter entsaften.
3. Direkt im Anschluss mit dem Birnendicksaft und den Weizenkeimen gut verrühren.
4. Anschließend in zwei Gläsern servieren und genießen.

125. Ingwer-Pfirsich-Saftpüree

Zutaten für 2 Portionen:

- 300 g Pfirsiche
- 20 g frischer Ingwer
- 200 ml Mineralwasser

Nährwertangaben pro Portion:

- Kalorien: 73,9 kcal
- Kohlenhydrate: 15,9 g
- Fett: 0,6 g
- Eiweiß: 0,9 g

Zubereitungszeit: ca. 10 Minuten

Zubereitung:

1. Die Pfirsiche waschen, halbieren und entkernen.
2. Den Ingwer schälen und grob hacken.
3. Pfirsiche und Ingwer pürieren, bei Bedarf mit etwas Wasser mischen.
4. Anschießend mit Mineralwasser aufgießen.
5. In zwei Gläser füllen und genießen.

124. Rote-Bete-Ananas-Soda

Zutaten für 2 Portionen:

- ½ Ananas
- 1 Rote Bete
- 1 Zitrone
- 200 Mineralwasser mit Kohlensäure

Nährwertangaben pro Portion:

- Kalorien: 64,6 kcal
- Kohlenhydrate: 14 g
- Fett: 0,3 g
- Eiweiß: 1,1 g

Zubereitungszeit: ca. 15 Minuten

Zubereitung:

1. Den Blattdeckel der Ananas abschneiden und sie anschließend halbieren. Die eine Hälfte anderweitig verwenden. Die andere Hälfte längs vierteln. Jeweils den mittigen Strunk entfernen und mit einem scharfen Messer vorsichtig die Schale abschneiden.
2. Die Rote Bete ebenfalls schälen und grob würfeln.
3. Die Ananas und die Bete cremig pürieren. Bei Bedarf etwas Wasser hinzufügen.
4. Die Zitrone heiß abwaschen und die Schale abreiben. Die Zitrone halbieren und auspressen.
5. Das Püree mit dem Mineralwasser vermischen, mit dem Zitronensaft abschmecken, dem Schalenabrieb garnieren und genießen.

126. Smoothie mit roten Beeren

Zutaten für 2 Portionen:

- 100 g Erdbeeren
- 100 g Himbeeren
- 200 ml fettarme Milch
- 5 EL fettarmer Joghurt
- 1-2 TL flüssiger Honig

Nährwertangaben pro Portion:

- Kalorien: 144,4 kcal
- Kohlenhydrate: 22,1 g
- Fett: 2,9 g
- Eiweiß: 6,6 g

Zubereitungszeit: ca. 5 Minuten

Zubereitung:

1. Die Beeren verlesen, putzen und spülen. Die Erdbeeren halbieren.
2. Die Beeren zusammen mit der Milch und dem Joghurt in den Mixer geben und pürieren.
3. Mit Honig süßen, in zwei Gläser geben und genießen.

127. Melonen-Ingwer-Sprudel

Zutaten für 2 Portionen:

- 150 g Wassermelone
- 1 TL flüssiger Honig
- frische Minze
- 50 g Ingwer
- 150 ml Mineralwasser

Nährwertangaben pro Portion:

- Kalorien: 56,9 kcal
- Kohlenhydrate: 12,2 g
- Fett: 0,4 g
- Eiweiß: 0,8 g

Zubereitungszeit: ca. 35 Minuten (inkl. 15 Minuten Ziehzeit)

Zubereitung:

1. Die Melone halbieren, vierteln und das Fruchtfleisch von der Schale entfernen. Die Kerne entfernen und grob würfeln.
2. Die Minze waschen, trocken schütteln und mit der Melone und dem Honig im Mixer pürieren.
3. Währenddessen Ingwer schälen, grob würfeln und mit 150 ml kochendem Wasser aufgießen und für 10 Minuten ziehen lassen.
4. Das Püree mit dem erkalteten Tee und dem Mineralwasser aufgießen und mit weiterer Minze garnieren. Kalt genießen.

128. Bananen-Honig-Buttermilch

Zutaten für 2 Portionen:

- 2 Bananen
- 500 g Buttermilch
- 1-2 TL flüssiger Honig

Nährwertangaben pro Portion:

- Kalorien: 249 kcal
- Kohlenhydrate: 46,9 g
- Fett: 1,7 g
- Eiweiß: 10 g

Zubereitungszeit: ca. 5 Minuten

Zubereitung:

1. Die Bananen schälen und grob in Scheiben schneiden.
2. Die Bananenscheiben mit der Buttermilch in den Mixer geben und pürieren.
3. Mit Honig abschmecken, in zwei Gläser füllen und genießen.

129. Mango-Honig-Lassi

Zutaten für 2 Portionen:

- 1 Mango
- 300 g fettarmer Joghurt
- 300 ml Wasser
- 1-2 TL flüssiger Honig

Nährwertangaben pro Portion:

- Kalorien: 190,2 kcal
- Kohlenhydrate: 31,6 g
- Fett: 3,4 g
- Eiweiß: 7 g

Zubereitungszeit: ca. 5 Minuten

Zubereitung:

1. Die Mango halbieren, den Kern entfernen. Das Fruchtfleisch gittermäßig einschneiden und mit einem Löffel herauslösen.
2. Den Joghurt zusammen mit dem Wasser cremig rühren und mit der Mango im Mixer pürieren.
3. Mit Honig nach Belieben süßen und servieren.

130. Ingwer-Kiwi-Bananen-Smoothie

Zutaten für 2 Portionen:

- 1 Banane
- 1 Kiwi
- 10 g Ingwer
- 50 ml Orangensaft
- 200 g fettarmer Joghurt
- Vanillemark
- 100 ml kalter Pfefferminztee

Nährwertangaben pro Portion:

- Kalorien: 148,7 kcal
- Kohlenhydrate: 25,9 g
- Fett: 2,3 g
- Eiweiß: 5,3 g

Zubereitungszeit: ca. 10 Minuten

Zubereitung:

1. Die Banane schälen und grob in Scheiben schneiden. Die Kiwi schälen, den Strunk entfernen und grob würfeln. Den Ingwer schälen und klein schneiden.
2. Das Obst mit dem Orangensaft in einem Standmixer pürieren.
3. Den Joghurt, das Vanillemark und den Pfefferminztee untermischen und verquirlen.
4. Nach Belieben etwas süßen und kalt genießen.

Desserts

131. Seidentofu-Schokoladen-Mousse mit Blaubeeren

Zutaten für 2 Portionen:

- 200 g Seidentofu
- 150 g Zartbitterschokolade
- 1 Tüte Vanillezucker
- 100 g Blaubeeren

Nährwertangaben pro Portion:

- Kalorien: 504 kcal
- Kohlenhydrate: 52,2 g
- Fett: 26,4 g
- Eiweiß: 10,8 g

Zubereitungszeit: ca. 15 Minuten

Zubereitung:

1. In einem Wasserbad die Schokolade schmelzen.
2. Den Seidentofu grob würfeln und mit dem Vanillezucker und der geschmolzenen Schokolade pürieren. Anschließend im Kühlschrank kaltstellen.
3. Vor dem Genießen die Blaubeeren verlesen, spülen und auf das Mousse streuen.

132. Fruchtsaft-Waffeln mit Apfel

Zutaten für 2 Portionen:

- 100 g Dinkelmehl Type 630
- 50 g Speisestärke
- 1 TL Backpulver
- 150 ml Multivitaminsaft
- 2 EL Sonnenblumenöl
- 150 ml Haferdrink
- 1 Apfel
- 250 g Magerquark
- 5 EL Mineralwasser
- 1 EL Kokosblütenzucker
- 1-2 EL Apfelmus

Nährwertangaben pro Portion:

- Kalorien: 575,5 kcal
- Kohlenhydrate: 91,9 g
- Fett: 12,2 g
- Eiweiß: 20,9 g

Zubereitungszeit: 15 Minuten

Zubereitung:

1. Das Waffeleisen anstellen und vorheizen.
2. Das Mehl mit der Speisestärke und dem Backpulver in einer Schüssel mischen. Nacheinander den Saft, das Öl und den Haferdrink hinzugeben und zu einem glatten Teig verrühren.
3. Das Waffeleisen gut einfetten und eine kleine Kelle Teig in das heiße Eisen geben und für 2 bis 3 Minuten backen lassen.
4. Den Apfel waschen, entkernen und klein schneiden. Den Quark mit dem Mineralwasser und dem Zucker verrühren. Nach Belieben Apfelmus hinzufügen und zum Schluss die Apfelstücke unterheben.
5. Die Waffeln mit dem Apfel-Quark genießen.

133. Grießauflauf mit Kirschen und Birnen

Zutaten für 2 Portionen:

- 125 g Kirschen
- 125 g Birnen
- 500 ml fettarme Milch
- 1 Prise Jodsalz
- 125 g Vollweizengrieß
- 2 Eier
- 70 g Butter
- ½ Zitrone
- 2 EL flüssiger Honig

Nährwertangaben pro Portion:

- Kalorien: 783 kcal
- Kohlenhydrate: 87,9 g
- Fett: 36,2 g
- Eiweiß: 21,1 g

Zubereitungszeit: ca. 95 Minuten (inkl. 60 Minuten Backzeit)

Zubereitung:

1. Die Früchte waschen bzw. schälen, entkernen und klein schneiden.
2. Die Milch mit dem Salz in einem Topf zum Kochen bringen. Den Grieß einstreuen, aufkochen und 10 Minuten bei leichter Hitze quellen lassen.
3. Die Eier trennen. Die Eiweiße steif schlagen. Die Eigelbe mit 50 g Butter, dem Saft der Zitrone und dem Honig cremig rühren und dem Grießbrei hinzufügen und verrühren. Den Eischnee vorsichtig unterheben.
4. Eine Auflaufform ausbuttern und schichtweise abwechselnd mit Grießbrei und Früchten füllen, wobei die letzte Schicht aus Grießbrei bestehen sollte. Die Oberfläche mit der restlichen Butter in kleinen Stücken belegen.
5. Den Auflauf in den kalten Backofen auf die mittlere Schiene schieben und etwa 60 Minuten bei 200°C Ober-/Unterhitze backen.
6. Anschließend servieren und genießen.

134. Bananenquark mit dreifarbigen Johannisbeeren

Zutaten für 2 Portionen:

- 125 g Magerquark
- 4 EL fettarme Milch
- 2 Bananen
- 2 TL abgeriebene Zitronenschale
- ½ TL gemahlene Vanille
- 50 g rote Johannisbeeren
- 50 g schwarze Johannisbeeren
- 50 g weiße Johannisbeeren
- 4 Vollkornkekse nach Belieben

Nährwertangaben pro Portion:

- Kalorien: 190,3 kcal
- Kohlenhydrate: 33,1 g
- Fett: 1,2 g
- Eiweiß: 10,7 g

Zubereitungszeit: ca. 10 Minuten

Zubereitung:

1. Den Magerquark mit der Milch cremig rühren. Die Banane schälen und mit einer Gabel zu einem Mus zerdrücken.
2. Das Mus dem Quark unterheben und mit der Zitronenschale und der Vanille abschmecken.
3. Die Johannisbeeren waschen, verlesen und mischen. In zwei Schalen füllen und zwei Esslöffel zum Garnieren zur Seite stellen.
4. Die Quarkcreme auf die Johannisbeeren verteilen, die restlichen Beeren darüber streuen.
5. Nach Belieben je zwei Vollkornkekse an den Rand stecken und genießen.

135. Schnelles Blaubeereissorbet

Zutaten für 2 Portionen:

- 200 g Blaubeeren (TK)
- 100 g Sojajoghurt
- 20 ml Agavendicksaft

Nährwertangaben pro Portion:

- Kalorien: 85,3 kcal
- Kohlenhydrate: 18,8 g
- Fett: 1,7 g
- Eiweiß: 2,6 g

Zubereitungszeit: ca. 5 Minuten

Zubereitung:

1. Die Beeren in einer Schale kurz antauen lassen.
2. Anschließend zusammen mit dem Joghurt und dem Agavendicksaft pürieren.
3. Mit ein paar Beeren garnieren und genießen.

136. Bohnen-Mandel-Schokoladencreme

Zutaten für 2 Portionen:

- 1 Glas Kidneybohnen
- 30 g Reissirup
- 50 ml Mandeldrink
- 2 EL Backkakao
- 1 EL ungesüßte Erdnussbutter

Nährwertangaben pro Portion:

- Kalorien: 192,6 kcal
- Kohlenhydrate: 32,6 g
- Fett: 3,3 g
- Eiweiß: 6,9 g

Zubereitungszeit: ca. 10 Minuten

Zubereitung:

1. Die Kidneybohnen in ein Sieb geben, spülen und abtropfen lassen. Dann in einer Schale mit dem Reissirup und dem Mandeldrink mit einer Gabel zerdrücken oder pürieren.
2. Den Kakao unterheben, gut verrühren und die Erdnussbutter einrühren.
3. Alles zu einer homogenen Creme verrühren, nach Bedarf kaltstellen und anschließend genießen.

137. Hirse-Quark mit Vanille und Erdbeere

Zutaten für 2 Portionen:

- 50 g Hirse
- 250 ml fettarme Milch
- 20 g gehackte Mandelkerne
- 250 g Magerquark
- 150 g fettarmer Joghurt
- 1 EL flüssiger Honig
- 250 g Erdbeeren
- 2 EL Orangensaft
- 1 EL Ahornsirup
- 1 Vanilleschote

Nährwertangaben pro Portion:

- Kalorien: 447,9 kcal
- Kohlenhydrate: 57,8 g
- Fett: 10,2 g
- Eiweiß: 28,3 g

Zubereitungszeit: ca. 25 Minuten

Zubereitung:

1. Die Hirse mit der Milch aufkochen und bei niedriger Hitze für 15 Minuten köcheln.
2. Währenddessen den Quark mit dem Joghurt und Honig verrühren. Die gehackten Mandeln ohne Fett in einer Pfanne anrösten.
3. Die Hirse unter den Quark mischen.
4. Die Erdbeeren waschen, putzen und halbieren. Die Vanilleschote längs aufschneiden und mit einem Messer das Mark herauskratzen.
5. Orangensaft, Ahornsirup und Vanille vermengen und mit den Erdbeeren verrühren.
6. Den Quark mit den Erdbeeren schichtweise in Gläser füllen. Dabei mit Erdbeeren als oberste Schicht enden, mit den Mandeln bestreuen und genießen.

138. Passionsfruchtcreme mit Kokos

Zutaten für 2 Portionen:

- 3 Passionsfrüchte
- 3 Eier
- 150 ml Kokosmilch
- 30 g Zucker
- 1 EL Orangensaft

Nährwertangaben pro Portion:

- Kalorien: 260,3 kcal
- Kohlenhydrate: 18,4 g
- Fett: 16,8 g
- Eiweiß: 6,9 g

Zubereitungszeit: ca. 55 Minuten (inkl. 45 Minuten Backzeit)

Zubereitung:

1. Den Backofen auf 180°C vorheizen.
2. Zwei Passionsfrüchte halbieren, das Fruchtfleisch herauslösen und durch ein Sieb streichen, um die Kerne zu entfernen.
3. Die Eier, Passionsfruchtsaft, Kokosmilch, Zucker und Orangensaft miteinander glatt verrühren.
4. Die Creme auf eine ofenfeste Form verteilen, in eine Fettpfanne stellen und die Pfanne bis zur halben Höhe der Formen mit Wasser füllen.
5. Im Ofen 40-45 Minuten backen, bis die Creme fest ist. Herausnehmen und abkühlen lassen.
6. Das Fruchtfleisch der übrigen Passionsfrucht herauslösen und zum Servieren auf jede Creme verteilen. Anschließend genießen.

139. Schokoladencreme mit Chiasamen und Erdbeeren

Zutaten für 2 Portionen:

- 30 g Chiasamen
- 30 g Zartbitterschokolade
- 200 ml Mandeldrink
- 1 TL Backkakao
- 1 EL Erdnussbutter
- 50 g Himbeeren

Nährwertangaben pro Portion:

- Kalorien: 208,7 kcal
- Kohlenhydrate: 17,7 g
- Fett: 12,1 g
- Eiweiß: 5,7 g

Zubereitungszeit: ca. 15 Minuten (+ eine Nacht Quell- und Kühlzeit)

Zubereitung:

1. Die Chiasamen mit Wasser bedecken und über Nacht im Kühlschrank quellen lassen.
2. Die Schokolade hacken. In einem Topf die Schokolade mit dem Mandeldrink unter Rühren erwärmen.
3. Den Backkakao einrühren, anschließend die Erdnussbutter hineingeben und unter Rühren auflösen.
4. Die gequellten Chiasamen unterrühren.
5. Den Topf vom Herd nehmen, die Creme in eine Schale umfüllen und kaltstellen.
6. Vor dem Verzehr die Himbeeren verlesen, spülen und damit die Creme garnieren. Anschließend servieren und genießen.

140. Backfreier Möhrenkuchen mit Rosinen und Datteln

Zutaten für 2 Portionen:

- 600 g Möhren
- 3 Zitronen
- 2 Orangen
- 100 g Rosinen
- 50 g Datteln
- 100 g gemahlene Mandeln
- 100 g zuckerfreies Müsli
- 150 g Vollkornflocken
- 2 TL flüssiger Honig
- 1 EL gehackte Mandelkerne

Nährwertangaben pro Portion:

- Kalorien: 1602,7 kcal
- Kohlenhydrate: 222,8 g
- Fett: 49,3 g
- Eiweiß: 48,5 g

Zubereitungszeit: ca. 210 Minuten (inkl. 180 Minuten Ruhezeit)

Zubereitung:

1. Die Möhren waschen, bei Bedarf schälen und grob raspeln. Die Zitronen und Orangen auspressen und den Saft auffangen. Die Rosinen und Datteln klein schneiden.
2. Die Mandeln mit dem Müsli (am besten selbstgemachtes Müsli, siehe Grundrezept unter Frühstück) und den Vollkornflocken vermengen. Die Möhren, Rosinen und Datteln unterheben. Mit dem Saft verkneten und mit Honig süßen.
3. Den Teig in eine Springform geben und fest andrücken. Klarsichtfolie direkt auf den Teig spannen und für drei Stunden kaltstellen.
4. Vor dem Servieren die gehackten Mandeln in einer Pfanne ohne Fett anrösten, auf den Kuchen streuen und genießen.

141. Blaubeeren an Honig-Zitronen-Quark

Zutaten für 2 Portionen:

- 500 g Magerquark
- 5 EL fettarme Milch
- 1 EL flüssiger Honig
- 2 EL Zitronensaft
- 200 g Blaubeeren

Nährwertangaben pro Portion:

- Kalorien: 274,2 kcal
- Kohlenhydrate: 30,7 g
- Fett: 1,8 g
- Eiweiß: 32 g

Zubereitungszeit: ca. 5 Minuten

Zubereitung:

1. Den Quark mit der Milch cremig rühren.
2. Den Honig und Zitronensaft unterheben.
3. Die Beeren waschen, verlesen und unter den Quark rühren und diesen mit den einigen restlichen Beeren garnieren.
4. In zwei Schalen servieren und genießen.

142. Französischer Obstauflauf

Zutaten für 2 Portionen:

- 5 EL Pflanzenöl
- 2 EL flüssiger Honig
- 1 Zitrone
- 3 Eier
- 150 ml fettarme Milch
- 75 g Buchweizenmehl
- 75 g Weizenmehl Type 405
- 300 g Äpfel
- 300 g Birnen
- 1 EL Haselnusskerne
- Butter

Nährwertangaben pro Portion:

- Kalorien: 936,9 kcal
- Kohlenhydrate: 116,2 g
- Fett: 41,6 g
- Eiweiß: 18 g

Zubereitungszeit: ca. 85 Minuten (inkl. 75 Minuten Ruh- und Backzeit)

Zubereitung:

1. Die Zitrone auspressen und etwas Schale abreiben.
2. Die abgeriebene Zitronenschale, das Öl, den Honig, die Eier und die Milch quirlend verrühren. Das Buchweizen- und Weizenmehl unterrühren und den Teig 30 Minuten ruhen lassen.
3. In der Zwischenzeit eine runde Auflaufform (Ø 26 cm) ausbuttern. Die Früchte waschen, schälen, vierteln und entkernen und in Scheiben schneiden. Die Früchte mit dem Saft der Zitrone mischen. Die Nüsse grob hacken.
4. Den Backofen auf 200°C Ober-/Unterhitze vorheizen.
5. Die Früchte auf den Boden der Form verteilen, den Teig über die Früchte gießen und auf der Oberfläche die Nüsse verteilen.
6. Den Auflauf auf der mittleren Schiene für ca. 45 Minuten backen.
7. Heiß servieren und genießen.

143. Heidelbeer-Avocado-Mousse mit Kokos und Vanille

Zutaten für 2 Portionen:

- 1 Vanilleschote
- 1 Avocado
- 200 g Heidelbeeren
- 150 ml Kokosmilch
- 60 ml Kokosöl
- 2 TL Kokosblütenzucker
- 2 EL Kokosflocken zum Garnieren

Nährwertangaben pro Portion:

- Kalorien: 516,8 kcal
- Kohlenhydrate: 19,7 g
- Fett: 45,4 g
- Eiweiß: 3,5 g

Zubereitungszeit: ca. 15 Minuten (+ 8 Stunden Kühlzeit)

Zubereitung:

1. Die Vanilleschote mit einem scharfen Messer längs halbieren und das Mark herauskratzen. Die Avocado halbieren, entkernen und das Fruchtfleisch würfeln. Die Heidelbeeren spülen und verlesen.
2. Die Avocado mit dem Großteil der Beeren, der Kokosmilch und dem Vanillemark cremig pürieren.
3. Das Kokosöl erwärmen, dann dem Püree unterrühren. Mit dem Kokosblütenzucker süßen.
4. Die Mousse für mindestens acht Stunden kaltstellen oder für vier Stunden in das Gefrierfach stellen.
5. Die Kokosflocken in einer Pfanne ohne Fett anrösten, abkühlen lassen. Das Mousse löffelweise anrichten und mit den restlichen Heidelbeeren und den Kokosflocken garnieren und anschließend genießen.

144. Gebackene Bananen mit Mandeln

Zutaten für 2 Portionen:

- 100 g Mandelstifte
- 4 Bananen
- 1 Zitrone
- 1 EL flüssiger Honig
- 20 g Butter

Nährwertangaben pro Portion:

- Kalorien: 585,6 kcal
- Kohlenhydrate: 54,4 g
- Fett: 32,2 g
- Eiweiß: 15,4 g

Zubereitungszeit: ca. 20 Minuten

Zubereitung:

1. Den Backofen auf 230°C vorheizen.
2. Die Bananen schälen, längs halbieren und nebeneinander in eine gebutterte Auflaufform geben.
3. Die Zitrone auspressen, etwas Schale abreiben. Den Zitronensaft über die Bananen träufeln. Den Schalenabrieb mit dem Honig verrühren und die Bananen damit einstreichen.
4. Die Mandeln und die Butter in Flöckchen auf den Bananen verteilen.
5. Die Form auf der oberen Schiene des Backofens 5-10 Minuten überbacken.
6. Anschließend auf zwei Tellern servieren und genießen.

145. Schottisches Buttergebäck

Zutaten für 2 Portionen:

- 150 g Weizenmehl Type 550
- ½ TL Jodsalz
- 60 g Zucker
- 100 g weiche Butter
- Butter für die Form

Nährwertangaben pro Portion:

- Kalorien: 685,5 kcal
- Kohlenhydrate: 83,8 g
- Fett: 33,3 g
- Eiweiß: 7,9 g

Zubereitungszeit: ca. 55 Minuten (inkl. 30 Minuten Kühlzeit)

Zubereitung:

1. Das Mehl mit dem Salz und der Hälfte des Zuckers in einer Schüssel vermengen. Butter hinzufügen und zu einem Teig kneten.
2. Den Teig gleichmäßig auf einem Backblech verteilen. Mehrmals mit einer Gabel einstechen. Mindestens 30 Minuten kühl stellen.
3. Den Backofen auf 170°C vorheizen.
4. Das Backblech mit dem Teig in der Ofenmitte ca. 20 Minuten backen, bis er sich leicht verfärbt. Aus dem Ofen nehmen und in Stücke schneiden. Restlichen Zucker drüberstreuen und die Gebäcke (sog. Shortbreads) auskühlen lassen.

146. Schwarzer Johannisbeerkuchen

Zutaten für 2 Portionen:

- 200 g Zucker
- 100 g Margarine
- 4 Eier
- 1 Prise Jodsalz
- 1 Tüte Vanillezucker
- 2 TL Backpulver
- 175 g Weizenmehl Type 550
- 75 g gemahlene Haselnusskerne
- 1 EL Speisestärke
- 400 g schwarze Johannisbeeren

Nährwertangaben pro Portion:

- Kalorien: 1600,6 kcal
- Kohlenhydrate: 194,5 g
- Fett: 74,7 g
- Eiweiß: 26,5 g

Zubereitungszeit: ca. 60 Minuten (inkl. 40 Minuten Backzeit)

Zubereitung:

1. Die Hälfte des Zuckers mit der Margarine, einem Ei und drei Eigelben, der Prise Salz und den Vanillinzucker schaumig schlagen. Die drei Eiweiße erst einmal beiseitestellen.
2. Langsam das Mehl zusammen mit dem Bachpulver hinzufügen. Den Teig in eine Form geben und den Kuchenboden für 30 Minuten bei 180°C backen.
3. Die Eiweiße steif schlagen. Die Johannisbeeren waschen, verlesen und mit der anderen Hälfte des Zuckers, den Haselnüssen und der Speisestärke vermengen und dem Eischnee vorsichtig unterheben.
4. Die Füllung auf den Boden verteilen.
5. Den Backofen vorheizen und den Kuchen bei 220°C Ober-/Unterhitze für ca. 10 Minuten backen.

147. Mascarponecreme mit Erdbeeren und Pinienkernen

Zutaten für 2 Portionen:

- 125 g Erdbeeren
- 1 Vanilleschote
- 125 g Mascarpone
- 100 g fettarmer Joghurt
- 1 EL Ahornsirup
- 1 TL Zitronensaft
- 20 g Pinienkerne

Nährwertangaben pro Portion:

- Kalorien: 322,3 kcal
- Kohlenhydrate: 16,1 g
- Fett: 23,1 g
- Eiweiß: 10 g

Zubereitungszeit: ca. 15 Minuten

Zubereitung:

1. Die Erdbeeren waschen, putzen und halbieren. Die Schote längs halbieren und mit einem Messer das Mark herauskratzen.
2. Die Mascarpone mit dem Joghurt und dem Ahornsirup in einer Schüssel verrühren. Zitronensaft und Vanillemark hinzugeben und cremig rühren.
3. Die Pinienkerne in einer Pfanne ohne Fett anrösten.
4. Die Erdbeeren in Schalen anrichten, die Creme draufgeben, mit den Pinienkernen garnieren und genießen.

148. Gegrillte Ananas mit Nussjoghurt

Zutaten für 2 Portionen:

- ½ Ananas
- 1 EL Sonnenblumenöl
- 150 g griechischer Naturjoghurt
- 60 g gehackte Haselnusskerne

Nährwertangaben pro Portion:

- Kalorien: 314,9 kcal
- Kohlenhydrate: 16,2 g
- Fett: 23 g
- Eiweiß: 8,3 g

Zubereitungszeit: ca. 15 Minuten

Zubereitung:

1. Den Deckel mit den Blättern der Ananas abschneiden und wegwerfen oder einpflanzen. Die Ananas quer halbieren, die untere Hälfte in den Kühlschrank stellen und anderweitig verwenden.
2. Die andere Hälfte in Scheiben schneiden und den mittigen Strunk und die Schale entfernen.
3. Den Backofengrill vorheizen und ein Grillrost mit Öl einfetten. Die Ananasscheiben auf den Grillrost legen und auf die oberste Schiene schieben. Unter den Rost ein Backblech schieben.
4. Die Ananasscheiben für 3-5 Minuten unter dem Backofengrill goldgelb grillen.
5. Währenddessen den Joghurt mit den Haselnüssen in einer Schüssel verrühren, mit den gegrillten Ananasscheiben servieren und genießen.

149. Hirse-Quarkcreme mit Apfel und Rosinen

Zutaten für 2 Portionen:

- 200 g Magerquark
- 150 g Naturjoghurt (3,5 % Fett)
- 1 TL Zitronensaft
- 1 Päckchen Vanillezucker
- 1 großer Apfel
- 50 g Hirseflocken
- 2 EL Rosinen

Nährwertangaben pro Portion:

- Kalorien: 355 kcal
- Kohlenhydrate: 33,5 g
- Fett: 14,4 g
- Eiweiß: 20,8 g

Zubereitungszeit: 10 Minuten

Zubereitung:

1. Den Quark mit dem Joghurt vermischen. Den Zitronensaft und den Vanillezucker untermengen.
2. Den Apfel waschen, entkernen und grob raspeln. Anschließend unter den Quark mischen.
3. Mit Hirseflocken und Rosinen bestreuen und genießen.

150. Bananen-Schoko-Kokos-Eis

Zutaten für 2 Portionen:

- 3 reife Bananen
- 1 EL Zitronensaft
- 200 g Cashewmus
- 50 ml Reissirup
- 50 ml Kokosmilch
- 1 Vanilleschote
- 50 g Kakaopulver

Nährwertangaben pro Portion:

- Kalorien: 454 kcal
- Kohlenhydrate: 34 g
- Fett: 29 g
- Eiweiß: 15 g

Zubereitungszeit: ca. 30 Minuten (+ 4 Stunden Gefrierzeit)

Zubereitung:

1. Die Bananen schälen, grob schneiden und mit dem Zitronensaft, dem Cashewmus, dem Reissirup und der Kokosmilch pürieren.
2. Die Vanilleschote längs aufschneiden und mit einem Messer das Mark herauskratzen und dem Püree unterrühren.
3. Das Püree für vier Stunden in den Tiefkühlschrank stellen. Jede halbe Stunde mit einer Gabel umrühren, um die Eiskristalle klein zu halten.
4. Sobald die Masse fester wird, herausnehmen und halbieren. Unter die eine Hälfte das Kakaopulver geben. Anschließend beide Hälften wieder mit einer Gabel zu einer Masse verrühren.
5. Solange im Tiefkühlschrank lassen, bis es fest ist. Zum Servieren leicht antauen lassen und naschen.

Schlusswort

Wir hoffen Ihnen schmecken unsere 150 leckeren und nahrhaften Rezepte und wünschen guten Appetit und ein wunderschöne Schwangerschaft!

Weitere Kochbücher von den Rezepte Profis

Suchen Sie nach weiteren leckeren, gesunden Gerichten? Dann empfehlen wir Ihnen unsere anderen Kochbücher mit 150 vielfältigen Rezepten!

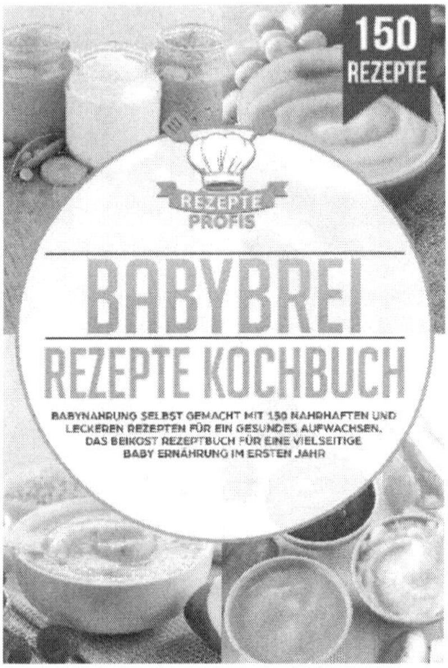

https://www.amazon.de/dp/B0884CHYQQ

Babybrei Rezepte Kochbuch: Babynahrung selbst gemacht mit 150 nahrhaften und leckeren Rezepten für ein gesundes Aufwachsen. Das Beikost Rezeptbuch für eine vielseitige Baby Ernährung im ersten Jahr

ISBN-13: 979-8642839188

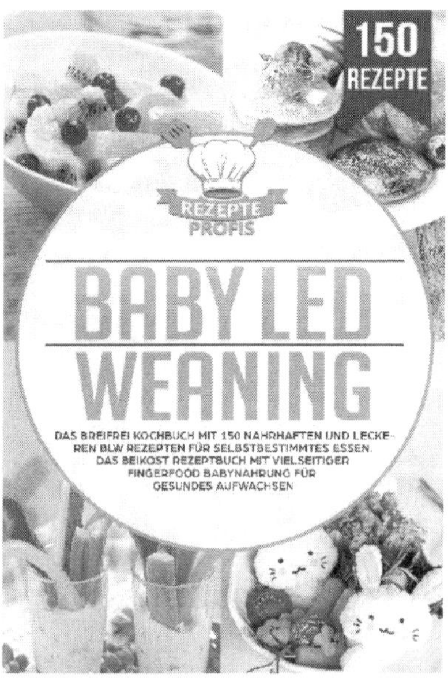

https://www.amazon.de/dp/B0884CHYQQ

Babybrei Rezepte Kochbuch: Babynahrung selbst gemacht mit 150 nahrhaften und leckeren Rezepten für ein gesundes Aufwachsen. Das Beikost Rezeptbuch für eine vielseitige Baby Ernährung im ersten Jahr

ISBN-13: 979-8642839188

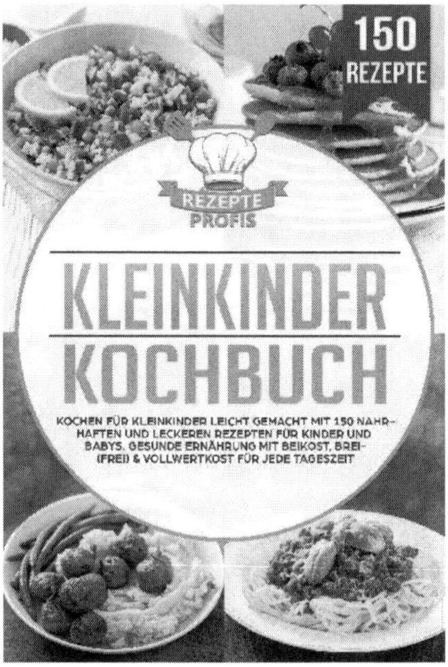

https://www.amazon.de/dp/B08YNR6JBV

Kleinkinder Kochbuch: Kochen für Kleinkinder leicht gemacht mit 150 nahrhaften und leckeren Rezepten für Kinder und Babys. Gesunde Ernährung mit Beikost, Brei(frei) & Vollwertkost für jede Tageszeit

ISBN-13: 979-8720083298

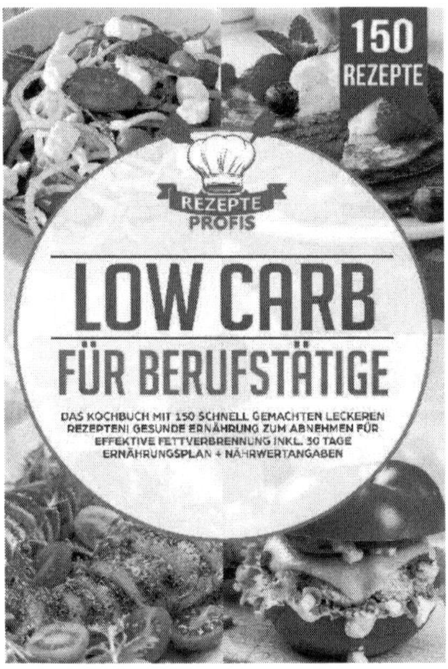

https://www.amazon.de/dp/1699682313

Low Carb für Berufstätige: Das Kochbuch mit 150 schnell gemachten leckeren Rezepten! Gesunde Ernährung zum Abnehmen für effektive Fettverbrennung inkl. 30 Tage Ernährungsplan + Nährwertangaben

ISBN-13: 978-1699682319

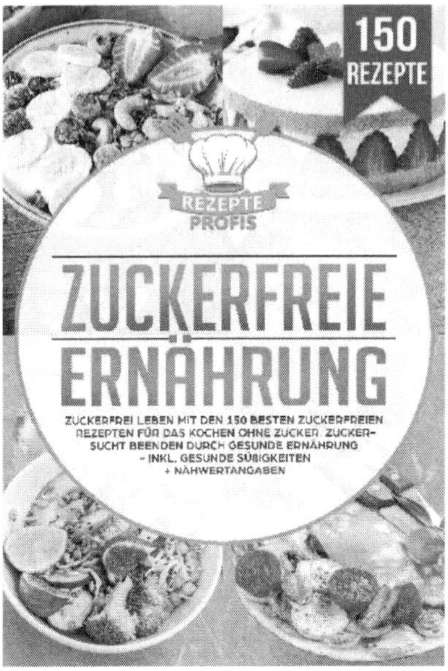

https://www.amazon.de/dp/179783830X

Zuckerfreie Ernährung: Zuckerfrei leben mit den 150 besten zuckerfreien Rezepten für das Kochen ohne Zucker. Zuckersucht beenden durch gesunde Ernährung - Inkl. gesunde Süßigkeiten + Nähwertangaben

ISBN-13: 978-1090155665

--

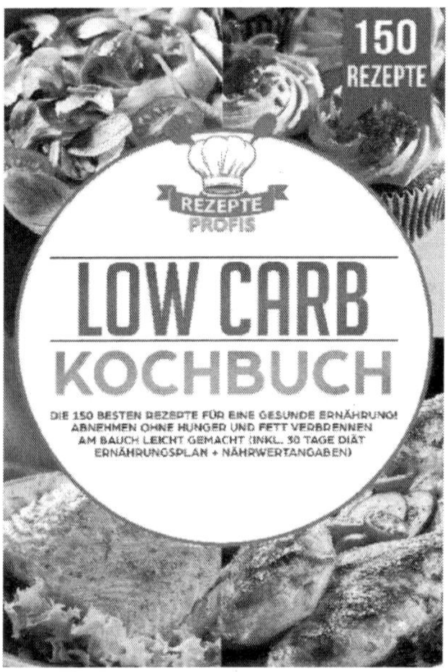

https://www.amazon.de/dp/1793817952

Low Carb Kochbuch: Die 150 besten Rezepte für eine gesunde Ernährung! Abnehmen ohne Hunger und Fett verbrennen am Bauch leicht gemacht (inkl. 30 Tage Diät Ernährungsplan + Nährwertangaben)

ISBN-13: 978-1793817952

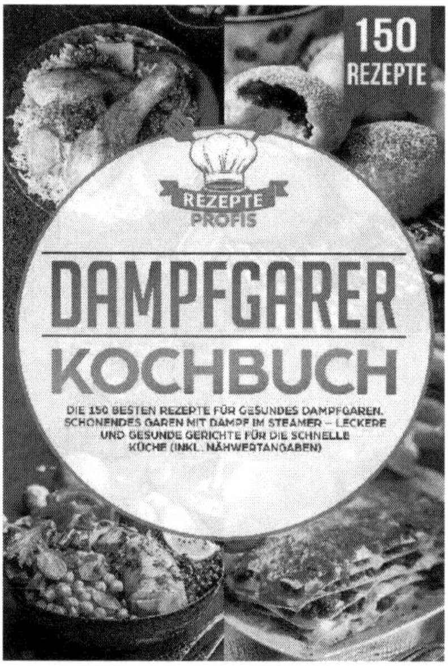

https://www.amazon.de/dp/1090155662

Dampfgarer Kochbuch: Die 150 besten Rezepte für gesundes Dampfgaren. Schonendes Garen mit Dampf im Steamer – Leckere und gesunde Gerichte für die schnelle Küche (inkl. Nähwertangaben)

ISBN-13: 978-1090155665

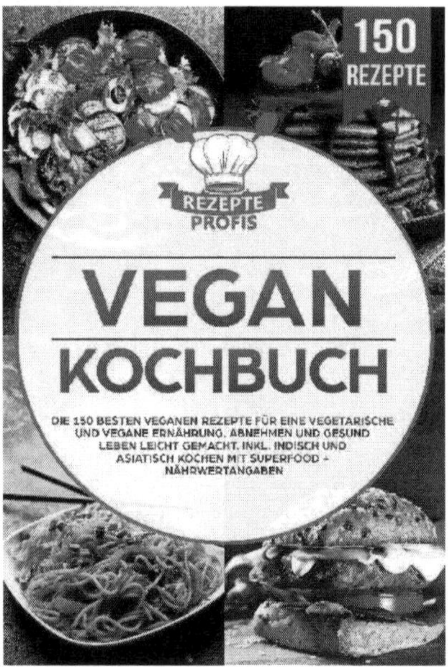

https://www.amazon.de/dp/1794511075

Vegan Kochbuch: Die 150 besten veganen Rezepte für eine vegetarische und vegane Ernährung. Abnehmen und gesund leben leicht gemacht. Inkl. indisch und asiatisch kochen mit Superfood + Nährwertangaben

ISBN-13: 978-1794511071

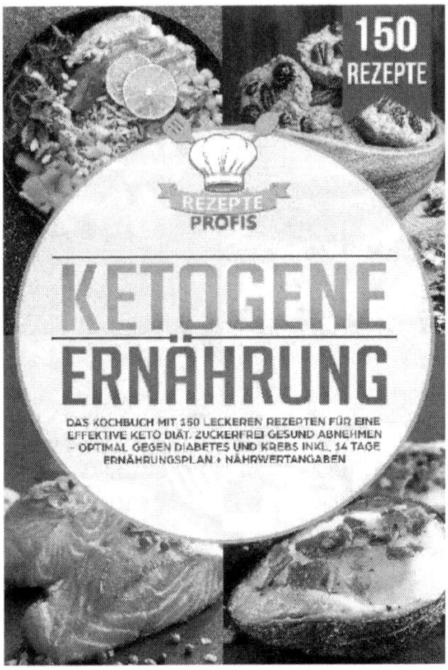

https://www.amazon.de/dp/1686031858

Ketogene Ernährung: Das Kochbuch mit 150 leckeren Rezepten für eine effektive Keto Diät. Zuckerfrei gesund abnehmen - Optimal gegen Diabetes und Krebs inkl. 14 Tage Ernährungsplan + Nährwertangaben

ISBN-13: 978-1686031854

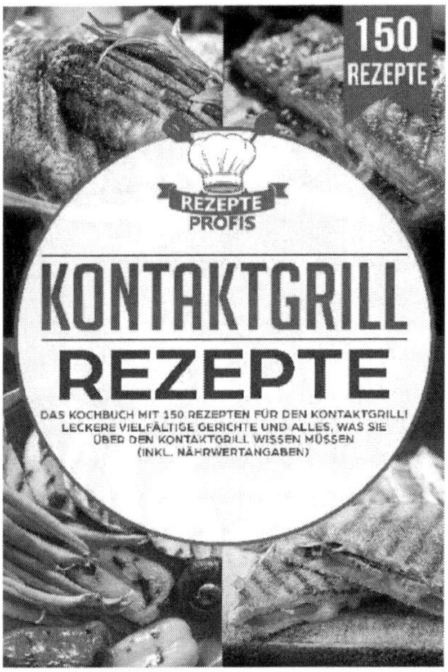

https://www.amazon.de/dp/173084751X

Kontaktgrill Rezepte: Das Kochbuch mit 150 Rezepten für den Kontaktgrill! Leckere vielfältige Gerichte und alles, was Sie über den Kontaktgrill wissen müssen (inkl. Nährwertangaben)

ISBN-13: 978-1730847516

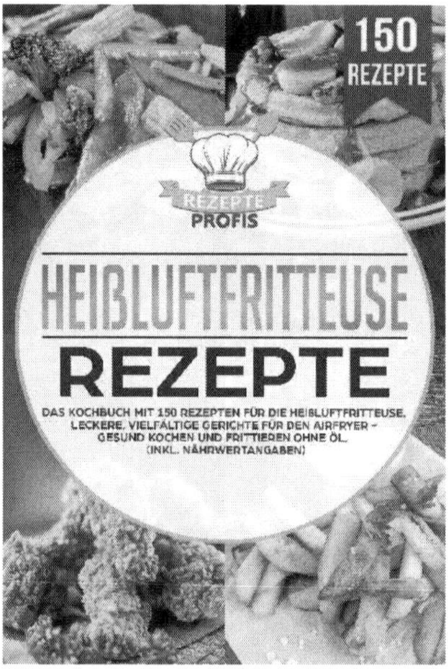

https://www.amazon.de/dp/1790589444

Heißluftfritteuse Rezepte: Das Kochbuch mit 150 Rezepten für die Heißluftfritteuse. Leckere vielfältige Gerichte für den Airfryer - Gesund kochen und frittieren ohne Öl (inkl. Nährwertangaben)

ISBN-13: 978-1790589449

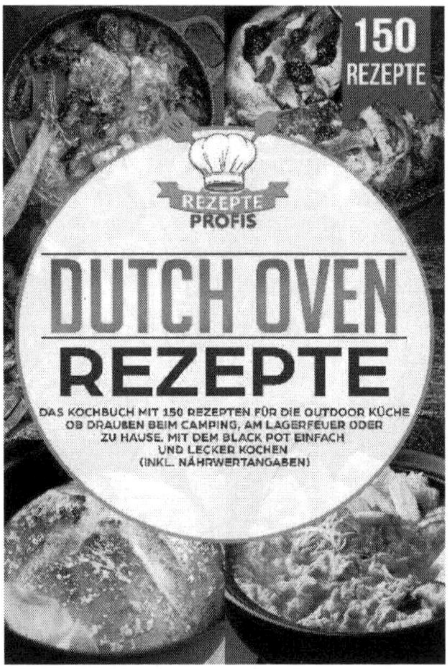

https://www.amazon.de/dp/1731340168

Dutch Oven Rezepte: Das Kochbuch mit 150 Rezepten für die Outdoor Küche! Ob draußen beim Camping, am Lagerfeuer oder Zuhause. Mit dem Black Pot einfach und lecker kochen (inkl. Nährwertangaben)

ISBN-13: 978-1731340160

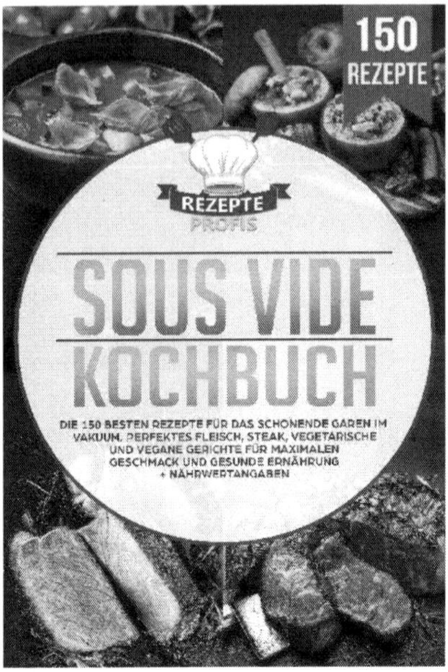

https://www.amazon.de/dp/1070440132

Sous Vide Kochbuch: Die 150 besten Rezepte für das schonende Garen im Vakuum. Perfektes Fleisch, Steak, vegetarische und vegane Gerichte für maximalen Geschmack und gesunde Ernährung + Nährwertangaben

ISBN-13: 978-1070440132

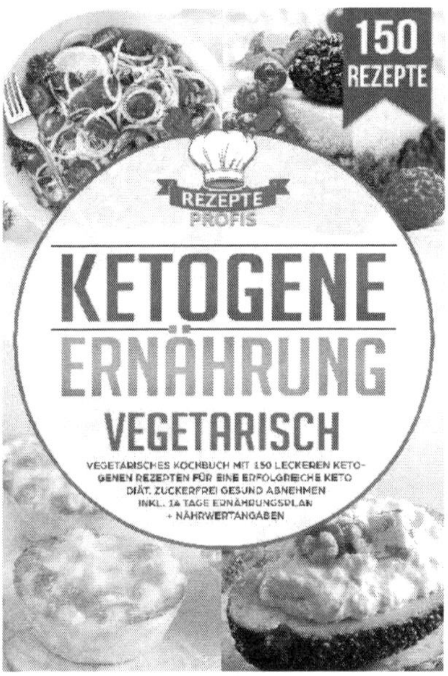

https://www.amazon.de/dp/1702182126/

Ketogene Ernährung Vegetarisch: Vegetarisches Kochbuch mit 150 leckeren ketogenen Rezepten für eine erfolgreiche Keto Diät. Zuckerfrei gesund abnehmen inkl. 14 Tage Ernährungsplan + Nährwertangaben

ISBN-13: 978-1702182126

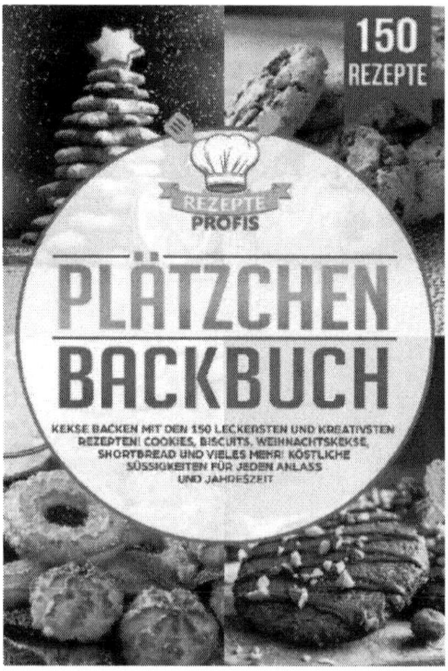

https://www.amazon.de/dp/1672169542

Plätzchen Backbuch: Kekse backen mit den 150 leckersten und kreativsten Rezepten! Cookies, Biscuits, Weihnachtskekse, Shortbread und vieles mehr! Köstliche Süßigkeiten für jeden Anlass und Jahreszeit

ISBN-13: 978-1672169547

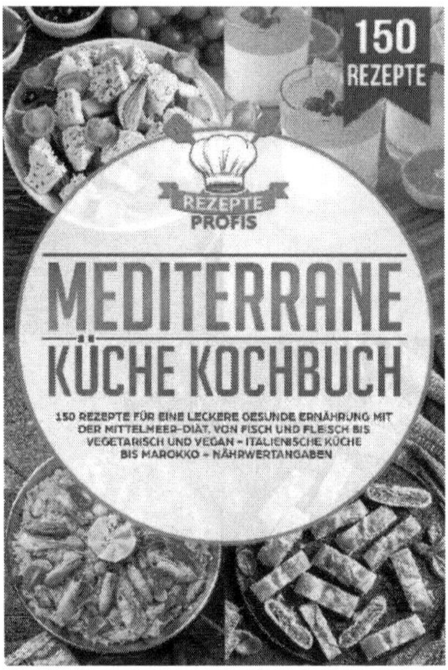

https://www.amazon.de/dp/1658561007

Mediterrane Küche Kochbuch: 150 Rezepte für eine leckere gesunde Ernährung mit der Mittelmeer-Diät. Von Fisch und Fleisch bis vegetarisch und vegan - Italienische Küche bis Marokko + Nährwertangaben

ISBN-13: 978-1658561006

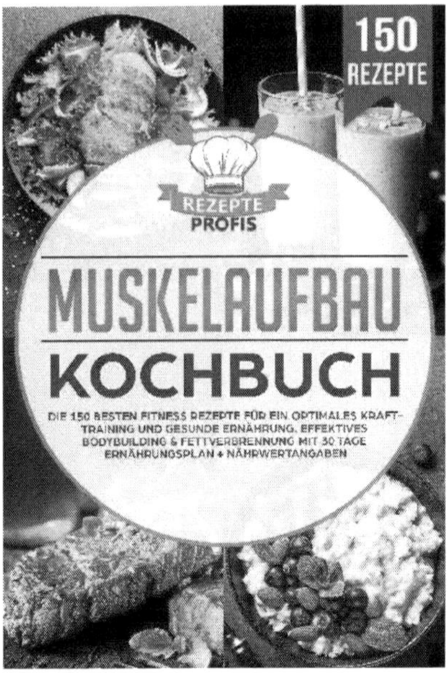

https://www.amazon.de/dp/B0848P31T4

Muskelaufbau Kochbuch: Die 150 besten Fitness Rezepte für ein optimales Krafttraining und gesunde Ernährung. Effektives Bodybuilding & Fettverbrennung mit 30 Tage Ernährungsplan + Nährwertangaben

ISBN-13: 979-8604649688

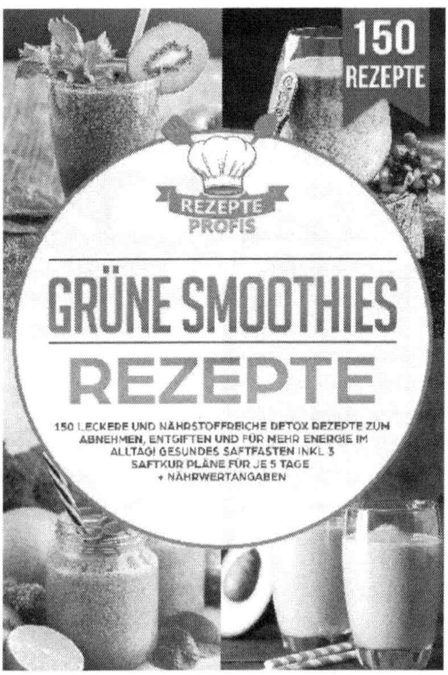

https://www.amazon.de/dp/B08WV3PRPV

Grüne Smoothies Rezepte: 150 leckere und nährstoffreiche Detox Rezepte zum Abnehmen, entgiften und für mehr Energie im Alltag! Gesundes Saftfasten inkl 3 Saftkur Pläne für je 5 Tage + Nährwertangaben

ISBN-13: 979-8710853856

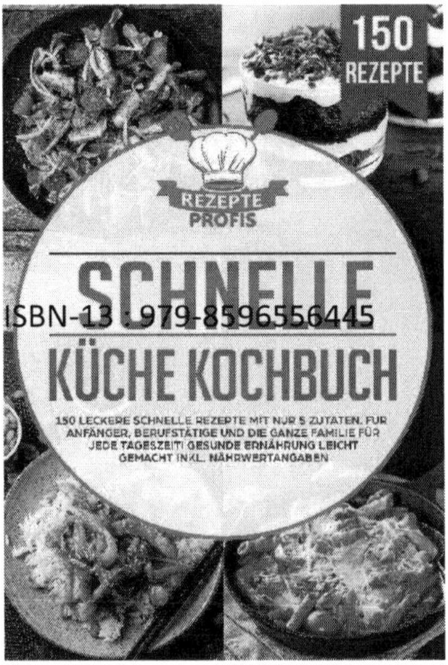

ISBN-13 : 979-8596556445

https://www.amazon.de/dp/B08T6VXGQ5

Schnelle Küche Kochbuch: 150 leckere schnelle Rezepte mit nur 5 Zutaten. Für Anfänger, Berufstätige und die ganze Familie für jede Tageszeit! Gesunde Ernährung leicht gemacht inkl. Nährwertangaben

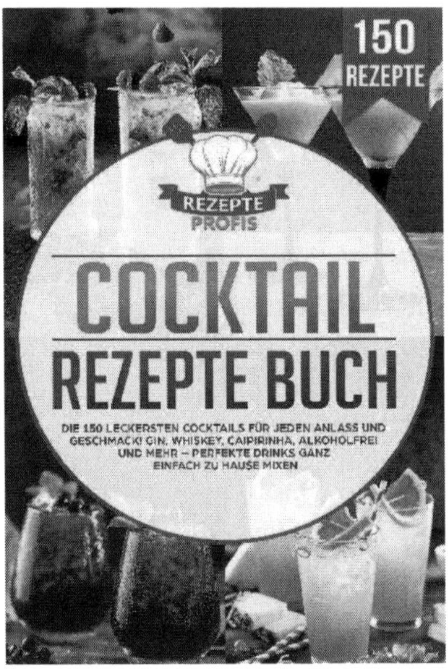

https://www.amazon.de/dp/B08MVWRCC5

Cocktail Rezepte Buch: Die 150 leckersten Cocktails für jeden Anlass und Geschmack! Gin, Whiskey, Caipirinha, alkoholfrei und mehr – Perfekte Drinks ganz einfach zu Hause mixen

ISBN-13: 979-8560800949

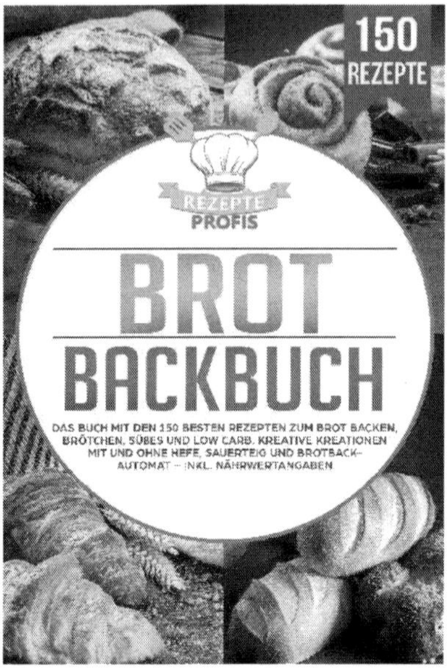

https://www.amazon.de/dp/B08PJGB37L
Brot Backbuch: Das Buch mit den 150 besten Rezepten zum Brot backen, Brötchen, Süßes und Low Carb. Kreative Kreationen mit und ohne Hefe, Sauerteig und Brotbackautomat – Inkl. Nährwertangaben
ISBN-13: B08PJGB37L

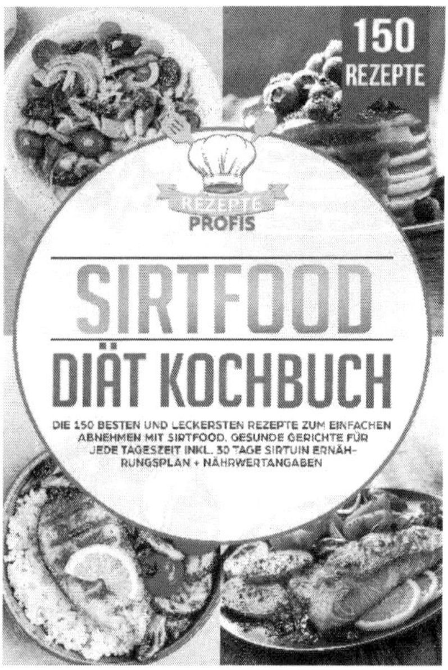

https://www.amazon.de/dp/B08T6PBDSP
Sirtfood Diät Kochbuch: Die 150 besten und leckersten Rezepte zum einfachen Abnehmen mit Sirtfood. Gesunde Gerichte für jede Tageszeit inkl. 30 Tage Sirtuin Ernährungsplan + Nährwertangaben
ISBN-13: 979-8595691055

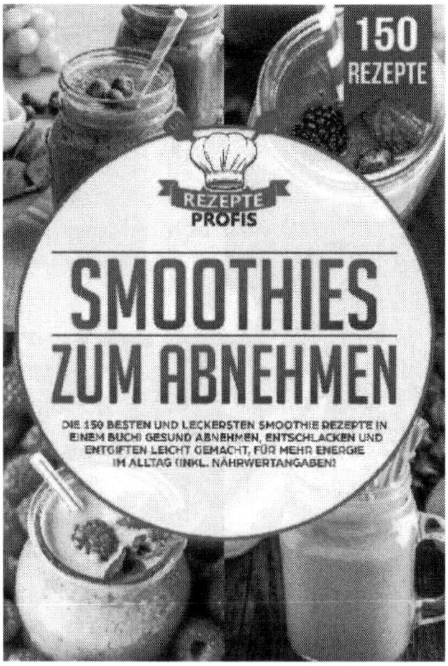

https://www.amazon.de/dp/1791690777

Smoothies zum Abnehmen: Die 150 besten und leckersten Smoothie Rezepte in einem Buch! Gesund Abnehmen, Entschlacken und Entgiften leicht gemacht, für mehr Energie im Alltag (inkl. Nährwertangaben)

ISBN-13: 978-1791690779

Rechtliches

Impressum

Rezepte Profis wird vertreten durch:

Noma Commerce GmbH
Stresemannstraße 84
22769 Hamburg

Coverbilder:
zarzamora, MariaKovaleva, Maslova Valentina, Tatiana Vorona, j.chizhe | shutterstock.com

Haftung für externe Links

Das Buch enthält Links zu externen Webseiten Dritter, auf deren Inhalt der Autor keinen Einfluss hat. Deshalb kann für die Inhalte externer Inhalte keine Gewähr übernommen werden. Für die Inhalte der verlinkten Webseiten ist der jeweilige Anbieter oder Betreiber der Webseite verantwortlich. Die verlinkten Seiten wurden zum Zeitpunkt der Verlinkung auf mögliche Rechtsverstöße überprüft. Rechtswidrige Inhalte waren zum Zeitpunkt der Verlinkung nicht erkennbar. Eine permanente inhaltliche Kontrolle der verlinkten Webseiten ist jedoch ohne konkrete Anhaltspunkte einer Rechtsverletzung nicht zumutbar. Bei Bekanntwerden von Rechtsverletzungen werden derartige Links umgehend entfernt.

Printed in Poland
by Amazon Fulfillment
Poland Sp. z o.o., Wrocław

92095014R00107